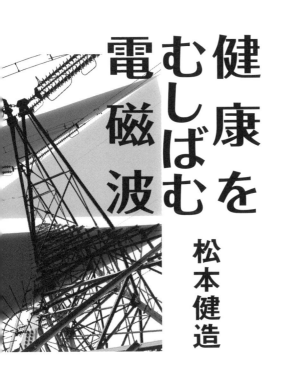

健康をむしばむ電磁波

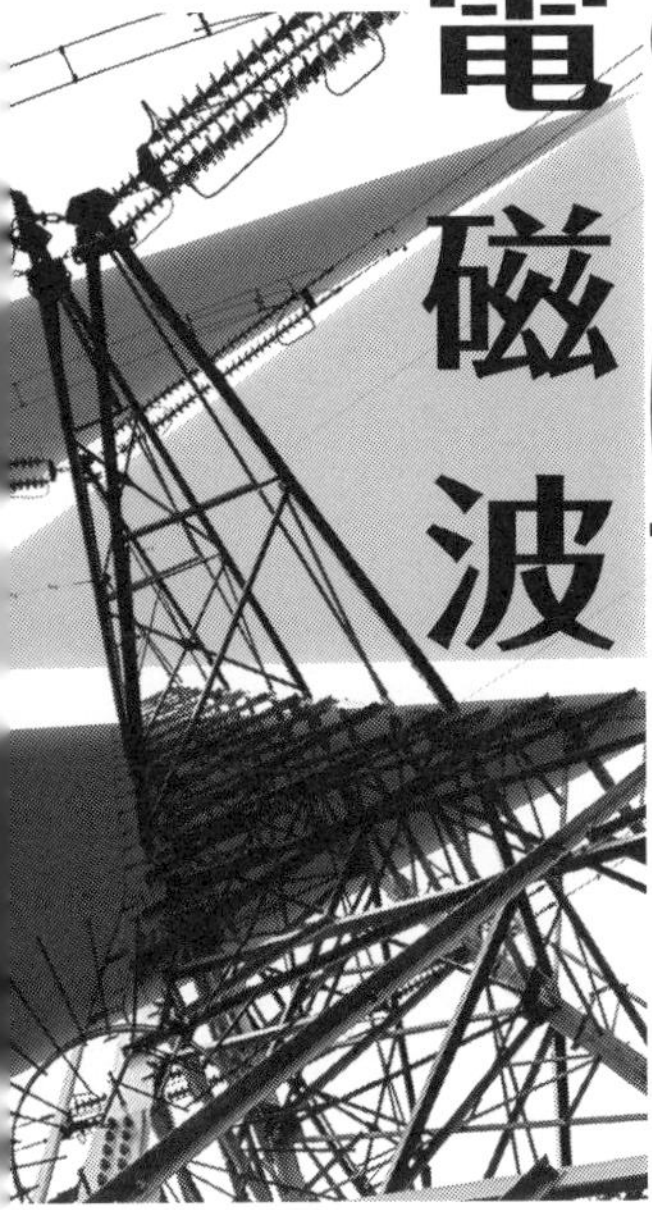

松本健造

緑風出版

まえがき　自分の体は自分で守ろう、健康をむしばむ電磁波の真実

　電磁波が暮らしの中で激増している。電磁波は目に見えないし、においもない。五感で感じないので、どこから出ているのか、どのくらい出ているのかも分からない。電磁波によって脳腫瘍や白血病など、さまざまな病気が増えていても隠され、私たち自身も、その原因に気づかないまま、苦しんでいる。

　なぜ、こんな事態が起きたのか、どんな仕組みで体がむしばまれるのか、どうしたら危険を避けられるのか、電磁波の害を世間から隠してきたのは誰なのか、これまで二〇年以上続けてきた取材の蓄積をもとに、電磁波で苦しむ人たちの実態をまじえながら、誰も報道してこなかったその全貌に迫ってみる。

　この本の執筆に先駆けて二〇〇七年、『告発・電磁波公害』（緑風出版）という本を世に出した。この年、送電線や電気製品などから出る電磁波の健康影響を認めたＷＨＯ（世界保健機関）の報告書「環境保健基準二三八」が発表されたのを機会に、電磁波の健康影響などをまとめて紹介した。中でも、高圧線などの超低周波電磁波が小児白血病を引き起こす

衝撃的な結果が、国内初の大規模疫学調査で確認されたのに、電磁波の健康被害を否定する国の方針に反するからと、この調査結果が国と電力業界などによって葬られた。国民の健康よりも産業界の利益を優先した「国家犯罪」と言えるこの研究つぶしを闇に埋もれさせてはならないと、執筆に駆り立てられた。

その本では、携帯電話などから出る高周波電磁波についてほとんど触れなかった。当時はこの分野の研究や被害の実態がはっきりせず、次の機会にと思ったからだ。取材を進めながら見守るうち、超低周波に劣らず悪影響が大きいことが分かった。

国内では報道されていないが、世界に目を向けると、欧米だけでなくアジアでも、電磁波の健康被害を裏付ける研究結果が続々と発表されてきた。携帯電話を使う人々に脳腫瘍や乳がんなどが増え続け、ＡＬＳ（筋萎縮性側索硬化症）など原因不明とされた難病の多くも電磁波との関連が見つかってきた。悪影響が出ているのは人間ばかりではない。ミツバチもその一つで、携帯電話基地局の電磁波が方向感覚を狂わせ、免疫力も弱めている。国内外でミツバチの集団失踪など衰退が目立っている。

有名なアインシュタインの言葉がある。「ミツバチがこの世から消えたら、世界は数年で滅びる」と。なぜか。植物の多くは受粉によって子孫を残す。この受粉を取り持つミツバチの消滅はそのまま、人々や動物の食物を奪うからだ。

世の中には電磁波を出す多くの製品があふれている。だれもが電磁波の危険を知らされないまま、便利だからと使っている。国内には、有害な電磁波を規制する法律があっても時代遅れの甘い基準しかなく、実態は野放し同然だ。

それでも、世界に目を向けると、WHOやEU（欧州連合）を中心に電磁波の研究が徐々に進み、規制する方向に向かっている。国が電磁波の健康影響を認める時代が来るまで、自分たちの体は自分で守るしかない。

どんな仕組みで電磁波が体をむしばむのか、どうしたら危険を避けられるのか。五つの章に分け、電磁波で苦しむ人たち「現代のカナリアたち」の姿から始め、電磁波が関係する病気の実態、電磁波のさまざまな発生源、電磁波被害の自衛方法、電磁波が健康被害を引き起こす仕組みについて、順を追って紹介した。一つ一つの話は独立しており、どこから読んでも理解してもらえるようにした。

目次

健康をむしばむ電磁波

まえがき　自分の体は自分で守ろう、健康をむしばむ電磁波の真実・3

序章　電磁波の正体と基礎知識・13

第一章　現代のカナリアたち・21

1　電磁波が強い沖縄、三本組引き込み線に欠陥・22
2　高圧送電線でがんや心臓疾患が多発、撤去成功の主婦グループ・29
3　携帯電話で聴神経腫瘍となった男性の告白・35
4　乳がん急増、携帯電話も危険要因と米国の専門医が警鐘・41
5　太陽光発電で電磁波過敏症となった主婦・47
6　基地局の高周波に直撃される職人たち、転落など労災事故の危険・52
7　なぜ子どもの染色体がモザイク型に？　ＩＨの危険を訴える母・58
8　基地局の周囲で異変。ミツバチが消え、カエルやスズメが激減・65

第二章　激増する電磁波、むしばまれる健康・73

1　送電線の近くで白血病など各種がんが増加・74
2　急増する電磁波過敏症と人々の避難場所・78
3　携帯電話の電磁波で不眠症になる・83
4　アルツハイマー病のアミロイドベータ、電磁波で増加・89
5　電磁波で精子のＤＮＡ異常と奇形、男性不妊の原因に・96
6　携帯基地局の周辺で白血病や脳腫瘍など異常症状が続発・102
7　増える脱毛や耳下腺腫瘍、携帯電話のリスク高まる・108
8　難病ＡＬＳ、超低周波電磁波が危険因子か、溶接工などにリスク・112

第三章　激増する電磁波、発生源は・119

1　電車に乗れない人々、交通機関の電磁波汚染・120
2　発見困難な忍者型の偽装基地局が急増・126
3　コードレス電話は室内の最強の発生源・132

4　保育器の電磁波で心拍に異変、ＳＩＤＳも電磁波と関連か・138
5　配線ミスにご注意、天井裏から異状電磁波の恐怖・144
6　電気製品が危ない、電気毛布や電動歯ブラシで体調不良も・151
7　インバーターから出る「汚れた電気」、頭痛など体調不良の原因に・156
8　電磁波過敏症の少女、無線ＬＡＮで自殺、有線ＬＡＮに切り替えを・162
9　汚れた電気を発生、インバーター式蛍光灯で頭痛や皮膚障害・167
10　隠れ配線の恐怖、沖縄で見た欠陥工事・172

第四章　自衛策、どうしたら電磁波被害を防げるか・177

1　距離の原則、発生源から遠ざかる、送電線下から家を動かす・178
2　携帯基地局の電磁波は金属入りシートで防ぐ・183
3　送電線の電磁波を大幅カットする「三つ編み」化、隠したがる電力業界・190
4　電磁波を出さない家電製品、魔法の仕組みは「電流の向きを互いに逆に」・197
5　頭痛がする部屋、電磁波の測定で原因機器の撤去・改善へ・202
6　難治性の電磁波過敏症には抗酸化物質の摂取を・208

7 電場が健康影響、アースで屋内配線や電気製品の電界を除去・213
8 モデルハウス、自力で電磁波対策の家を作る・219
9 体にたまる電気、新健康法アーシングで放電・225

第五章 有害のメカニズム・231

1 赤血球が数珠つなぎ、頭痛や思考停止の原因に・232
2 電磁波がてんかん発作を発症、京都の暴走事故現場に携帯基地局・237
3 電磁波で活性酸素が発生、耳鳴りや難聴、生体組織の破壊を誘発・245
4 電磁波が染色体異常を促進、流産のリスク、ガン治療の分かれ道・251
5 電磁波が血液脳関門を破壊、若年性健忘症など記憶障害の原因に・257
6 電磁波で心臓発作、パンドラの箱はカルシウムイオンで開く・263
7 発達障害の増加に電磁波が関与か、重金属が相乗効果・268

終　章　電磁波放任は国策、検証と提言・277

1　日本はなぜ電磁波後進国か、疫学無視の悪習がいまも・278

2　疫学調査を否定する国・286

あとがき・290

序　章　電磁波の正体と基礎知識

電磁波は名前のとおり、「電気」（電場）と「磁気」（磁場）が「波」となり、あらゆる空間を伝わる。電気や磁気の「気」は、雰囲気と似ている。送電線などの周囲に広がる電「気」は、産毛《うぶげ》や髪が立つので感じることができる。磁石の周りにも磁「気」が広がり、ばらまいた砂鉄の粒がつながって姿を現わす。

電場と磁場は、双子のような関係だ。たとえば、電線に電流が流れると、その周囲に電場も磁場も発生する。二つの違いは、電流が流れていない時でも電場は発生するのに対し、電流が流れていないと磁場は発生しない。また、磁場の強さは電流の大きさに比例して大きくなるのに対し、電場の強さは電圧の大きさだけでなく、周囲の金属などに影響されて変わりやすい。

電場（電界ともいう）と磁場（磁界ともいう）の強さは、発生源から離れるほど弱くなり、大抵の場合は距離の二乗に反比例して減少する。たとえば、距離が二倍だと強さは四分の一に、三倍だと九分の一に減少する。大抵の家電製品や屋内配線は一メートルも離れれば、健康影響がないほどに弱まる。この一メートルルールが電磁波から身を守る簡単な目安だ。

電磁波の発生源が電気製品や携帯基地局のように目に見えるなら、そこから離れることができる。だが、発生源がどこにあるか分からない「隠れ発生源」もある。たとえば、家庭や職場の床や天井、壁の中を通る電気配線だ。建物の外壁の配電盤や階下の電力室からも強い電磁波が出ている。都会の歩道の下には高圧線ケーブルが埋められ、ここからも強い電磁波が地上に漏れている。携帯基地局も、景観条例や住民の目を避けて偽装アンテナが増えている。「隠れ発生源」を含め、人々がどれくらい電磁波を浴びているのか、実際に測定器を使って調べないと分からない。電磁波の適切な測定器を選ぶため、まず知っておいてほしいのが電磁波の種類と特徴だ。

電磁波には種類がいくつかあり、波の長さ「波長」で分けられる。波長が最も短いものは放射線（ガンマ線やエックス線など）と呼ばれ、波長は一〇〇万分の一ミリ以下で、がんなどの放射線障害の原因とされる。次いで紫外線や可視光線、赤外線などの光の仲間で、波長は千分の一ミリ以下だ。

放射線や光よりも波長が長く、放送や通信に使われるものが「電波」（高周波）だ。波長はミリ単位（ミリ波）から数百メートル（中波）までいろいろある。電波より波長が長いものは「低周波」と呼ばれ、最も長い波長は五〇〇〇〜六〇〇〇キロもある。

電磁波の「波」は、山と谷を繰り返して振動して進むので、一秒間の振動回数を周波数（単位はヘルツ）と呼ぶ。この周波数と波長を掛けた積が、一秒間に波が進む距離となる。すべての電磁波は光と同じ速さ（秒速三〇万キロ）で、波長が決まれば周波数も決まる。そこで、電磁波を表すため、長さの単位が複数ある波長より、振動数だけで表せる周波数の方が比較するのに便利で、よく使われる。

日常生活で出会う電磁波は、周波数で大きく分けて、「低周波」と「高周波」がある。送電線や家電製品から出る電磁波は「超低周波」と呼ばれ、電力会社によって周波数は東日本が五〇ヘルツ、西日本が六〇ヘルツと決まっている。携帯電話や無線LANなどが出す電磁波は「高周波」で、低周波と比べて周波数が桁違いに大きい。周波数は、大きな値から小さな値まで広い範囲を扱うので、補助単位として、キロ（千）やメガ（百万）、ギガ（十億）が使われる。たとえば携帯電話の周波数一〇億ヘルツは、一ギガヘルツと言い換えられる。

電磁波の種類が分かれば、次に、「電磁波がどのくらい強いか」、調べる必要がある。電磁波の強さは、電場と磁場、電力密度の三つの表し方がある。電磁波の種類に応じて、どの表し方を使うかが決まってくる。送電線や家電製品のような「超低周波」は、電場と磁場で表される。波長が極めて長いので、電場と磁場が別々に表れるためだ。電場の単位はボルト／メートル、磁場の単位はミリガウスやマイクロテスラ（単位の換算は一〇ミリガウス＝一マイクロテスラ）で表される。たとえば、「高圧線の直下の電場は二〇〇〇ボルト／メートル」「IH（電磁誘導加熱調理器）の周囲の磁場は五〇ミリガウス」などと使われる。

携帯電話や無線LANなどの「高周波」の場合は、電場と磁場が一体の波なので、電場単独でも磁場単独でも表すことができる。また、高周波の強さは、電場と磁場を掛け合わせた「電力密度」で表すことができる。高周波の電磁波の健康影響は、人体にあたる電気エネルギーに左右されるため、人体が受ける電力量「電力密度」がよく使われる。電力

電磁波の単位と用語解説

用語	単位
周波数	ヘルツ（Hz）電磁波の波が1秒間に振動する回数
波長	cmまたはkm　電磁波の波一つ分の長さ
電場（電界）	ボルト／メートル（V／m）1m あたりにかかる電圧
磁場（磁界）	ガウス（G）またはテスラ（T） 1マイクロテスラ（μT）＝10ミリガウス（mG）
エネルギー比吸収率（SAR）	ワット／キログラム（W/kg）高周波電磁波が生体組織に吸収される熱量。体全体のエネルギー吸収比を示す「前身SAR」と体の一部での吸収比を示す「局所SAR」がある
電力密度	マイクロワット／平方センチメートル（μW／cm²） 1cm²あたりに何μWの熱量が通過するかを示す

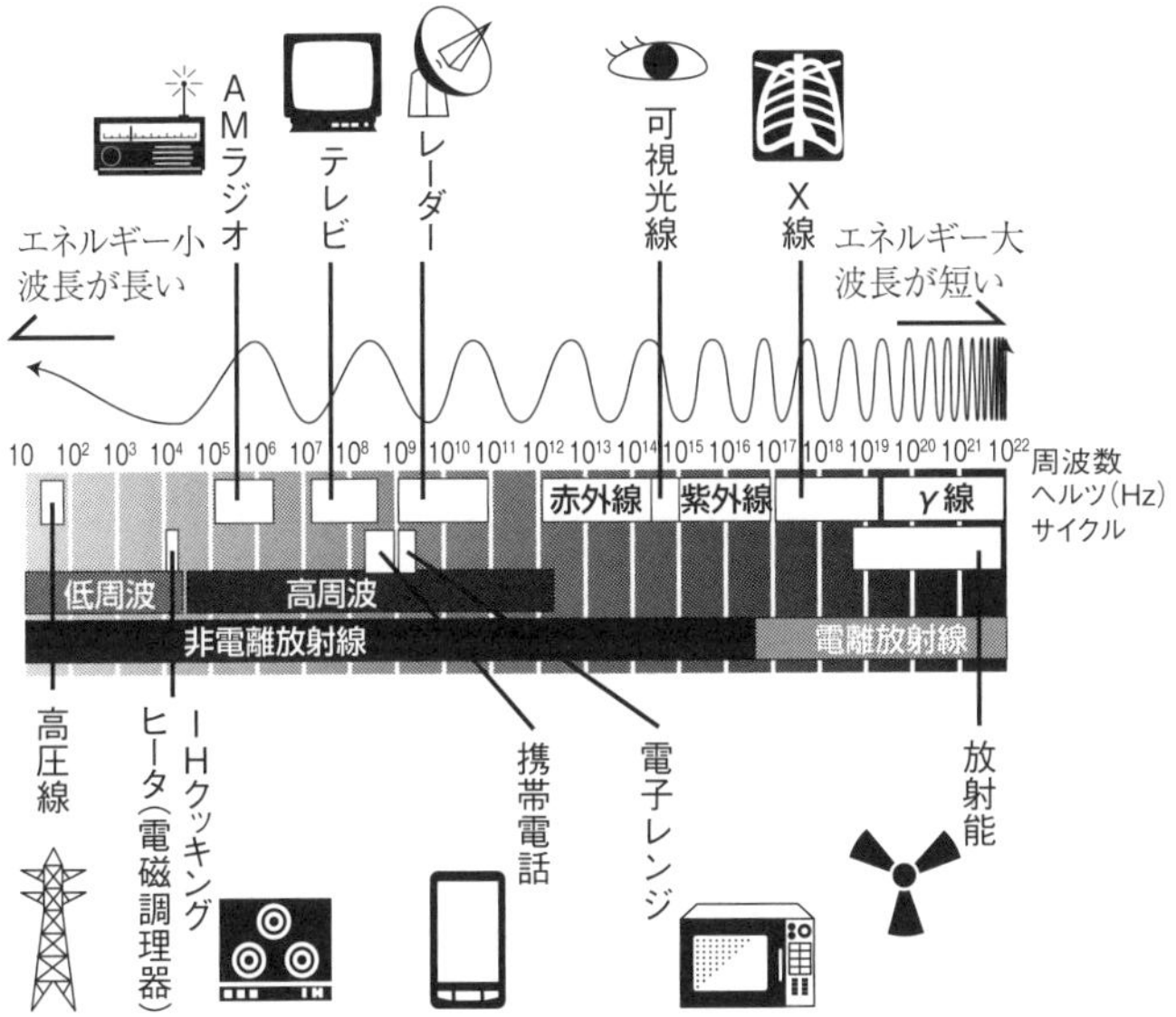

出典：荻野晃也『身の回りの電磁波被曝』（緑風出版）

密度の単位はマイクロワット／平方センチやミリワット／平方メートルなどだ。たとえば、「携帯基地局から五〇メートル離れた部屋の電力密度は二マイクロワット／平方センチある」などと使われる。電磁波の種類と強さを知ることができれば、身のまわりにあふれる電磁波の実態や、健康影響を招くほど危険な状態かどうかを判断できる。

判断の目安は、世界保健機関（ＷＨＯ）などの国際機関や自治体などが提案するリスク評価だ。送電線などが出す超低周波のリスクは、ＷＨＯが二〇〇七年に「発がんの可能性あり」と発表した。根拠の疫学調査「四ミリガウス以上で小児白血病のリスクが二倍」が参考となる。高周波のリスクも、二〇一一年、ＷＨＯのＩＡＲＣ（国際がん研究機関）が「発がんの可能性あり」と発表した。この後、欧州の多くの国は新安全基準として〇・一～一〇マイクロワット／平方センチを推奨した。日本は従来の規制値（一〇〇〇マイクロワット／平方センチ）を変えていない。

電磁波の成分や周波数の違いを考え、専用の測定器を選ぶ必要がある。たとえば、四ミリガウス以上で小児白血病の危険がある低周波の「磁場」を調べるには、ガウスメーターと呼ぶ測定器がある。かつては数万円と高かったが、最近は大量生産されており、ネット販売の中国製なら数千円程度で購入できる。

低周波の「電場」は、欧米では電磁波過敏症の原因の一つとして二五ボルト／メートル以下が目安だ。ガウスメーターは電場も磁場も一緒に測れる機種が多い。

　問題は、携帯電話などから出る高周波の電磁波の測定器だ。強さは電力密度（マイクロワット／平方センチ）で表されることが多い。測定器が数万円と高価なため普及していない。基地局や無線ＬＡＮの強い電磁波に気づかず、浴びている人が多い。

　最近、「中間周波数」と言う言葉が聞かれる。ＩＨ（電磁誘導加熱）調理器で使う周波数を含め、数キロヘルツ～百キロヘルツ程度の周波数帯のことだ。高圧線や電気製品から出る超低周波より周波数が高く、携帯電話や無線ＬＡＮの高周波よりも周波数が低いので、両方の中間と言う意味で呼ばれ、厳密な定義はない。

　この周波数帯は、健康影響の研究がほとんど行なわれていないため、様々な製品から発生しても規制されず、放置されている。各種のＩＨ製品以外にも、インバーター式の蛍光灯やエレベーター、電車、図書館や大型店の盗難防止ゲート、調光器、太陽光発電などでも発生しているが、これらは氷山の一角だ。

　使用者に健康被害が出ても、中間周波数帯の手ごろな電磁波測定器がないため、どのくらい浴びているのか実態は不明だ。前述の安価なガウスメーターは低周波の電磁波しか測定できないので、誤った低い数値が出ても、実際ははるかに強いと注意してほしい。

第一章　現代のカナリアたち

1　電磁波が強い沖縄、三本組引き込み線に欠陥

「沖縄の家は電磁波が強い」

沖縄の市街地で、電柱から家の軒先につながる三本の引き込み線をよく見かける。三本は単相三線式（プラス一〇〇ボルト線、中性線、マイナス一〇〇ボルト線）だから、外側の二本をつなげば二〇〇ボルトの電圧を得ることができる。

だが、三本の線同士の間隔が広いため、各電圧線から出る強い電磁波がそばの集合住宅や戸建て住宅に降り注いでいる。本土では四〇年以上も前に廃止された配線方式だ。電線同士を三つ編みにすれば電磁波は相殺して激減するのに、この旧式引き込み線の欠陥が放置され、多くの住民が健康被害で苦しんでいる。

沖縄に来てから体調を壊したイラストレーターもその一人だ。東日本大震災による原発

事故をきっかけに、震災から七カ月後の二〇一一年一〇月、女性は都内から三歳の子どもを連れて、沖縄中部の豊見城市のアパートで住み始めた。

まもなく、ひどい倦怠感に悩まされ始めた。「もともと虚弱体質で、沖縄に移住してからストレスが多く、その延長かと思っていた」。体が毎日だるく、ちょっと家事をしただけでも疲れて横になった。肩こりがひどく、毎日、頭痛も続き、百錠入りの鎮痛剤がひと月足らずで空になった。

同じ「避難ママ」で、電磁波に詳しい知人から、「沖縄の家は電磁波が強い」と聞いた。「もしかしたら体調不良は電磁波が原因かも。でも、高圧線がそばにないし、気にしなかった」。一カ月後、大きな電気ボックス（引込開閉器盤）がアパートの外壁に設置されているのに気付いた。自分の部屋の裏側だった。

建物の上方に目を移すと、三本の引き込み線が三階外壁に取り付けられ、そこから電線が壁内に潜り込んでいた。この引き込み線が壁の内部で電気ボックスにつながり、このボックスを中継して全戸に電気を流す仕組みだった。

パソコンでイラスト作品を描く大型の机は、外壁を挟んで電気ボックスのちょうど真裏にあった。電線から出る電磁波（超低周波）はコンクリートも簡単に突き抜け、直撃していた。女性はネットサーフィンが趣味で、いつも、その場所に座っていた。「よく考えたら、パソコンの前にいる時に体がだるくなった」と話す。

「沖縄は電磁波が強い」と教えてくれた知人に連絡した。デジタル式の電磁波測定器で部屋の中を調べてもらうと、電気ボックスの真裏の壁で五〇〇ミリガウス。机のいすの位置でも五〇ミリガウスあった。

ショックで心が凍り付く感じだったという。四ミリガウスで小児白血病のリスクがあることをWHOの発表で知っていた。幸い、子どもが一番長く過ごす場所では一ミリガウスと低かった。

友人から測定器を借りて部屋のあちこちを測った。電磁波が異常に強いのは、仕事場にしていた部屋だけで、寝室などは無事だった。「とにかく離れないといけない」と、机を壁から二メートルほど離し、電磁波が低いところに移した。それ以降、徐々に体が楽になり、頭痛も軽減した。

しかし、電磁波の強いところで頭痛が起きるようになった。電磁波過敏症の症状だった。高圧線の近くやスーパーの電気配線のある場所、友人のオール電化のマンションに行くと、体がだるくなった。

こうした体験を他人には話していない。「電磁波問題は知られていないので、こういう被害にあったよ、危ないよと言っても、分かってもらえない方が多い。相手の鈍い反応を見ていると気分が落ち込む。今は、少しでも世間に電磁波の問題を分かって欲しいという気持ち」。

沖縄は、白血病の死者の発生率が全国で最も高い

本土では、マンションやビルなどに電気を引き込む際、引き込み線には、三つ編みにしたケーブル（DV線）が使われる。電線同士が密着すると、電磁波が互いに相殺し合って急減するからだ。沖縄のように三本の電線が離れている場合と比べ、電磁波の強さは一〇〇分の一以下になる。

豊見城市の隣の糸満市のアパートでも、同様の引き込み線がある三階の部屋で母子が健康被害に苦しめられた。福島原発事故の放射能の影響を避けようと、神奈川県から二〇一二年四月に移住した。

住み始めて二週間ほどすると、小学生の長男が頻繁に頭痛で苦しみ始めた。朝起き上がれず、たびたび、学校を遅刻した。「行きたいけれど、頭が痛い」と訴えた。子ども部屋の外壁に、引き込み線の取り付け部があった。知人が測定すると、部屋の壁際で七五ミリガウス、部屋の中央でも一〇ミリガウスあった。

母親も、入居して一カ月後から、背中がチリチリし、肩こりがひどくなった。「低周波の治療器でグーとつかまれている感じでした」と説明した。朝起きると頭の前部がズキズキし、歩いても振動でズキズキした。

母親は沖縄電力に電話を掛け、測定値が七五ミリガウスあると伝えた。相手は「そん

なにありましたか」と言い、二人で昼間に測定に来た。何とか減らしてほしいと頼んでも、電磁波の説明パンフレットを見せ、二〇〇〇ミリガウスが安全基準と言うだけだった。「こんなに家族で大変な目にあっているのに、どこが安全なのか」と訴えても、二人は「全然、住めますよ」と相手にしてくれなかった。

アパートの一階の部屋が空いたので、母子は急きょ七月に引っ越した。長男の頭痛は消えて遅刻もなくなった。母親も背中のチリチリ感が消えたという。

同じ糸満市内の三階建てアパートでも、夫の転勤で二〇一一年に沖縄に来た一家が重い症状に苦しんでいた。

まず、三歳の長男がたびたび、発作と失神を繰り返すようになった。最初は、「ママ、しんどい」と言って倒れ、顔から血の気が引いた。この時は五分で回復した。次に発作が起きた時は、一五分間も目をさまさず、救急車で運ばれた。二〇分後に意識が戻ると、「しんどくなって、眠くなった」と話したという。

この一週間前には、母親も倒れていた。頭がフワーとし、背中がチリチリしたという。夜は眠たくても眠れず、朝も頭痛で起きられなかった。「エアハンマーで頭をたたかれる感じで、目の焦点が合わず、いらいらした」と話す。

住み始めてから、冷蔵庫などの電気製品がよく壊れ、テレビの電源が入らず何度も修理に出した。何かがおかしいと家の周囲を調べた。三階の部屋のベランダの外壁に、三本線の引き込み線が取り付けられ、そこから部屋の床部分に潜り込んでいた。冒頭のイラストレーターの場合と同じだ。電磁波測定器で測ると、ベランダから部屋の内部まで、どこでも一〇ミリガウスを超えていた。

母親は子どもと避難するため、四国の実家に帰省した。持参した電磁波測定器で実家を測ると〇・二ミリガウス。実家の引き込み線は、沖縄と違って三つ編みケーブルだった。沖縄電力に改善を何度も申し込んだが、らちがあかなかった。一家は夫の転勤で二〇一四年、強い電磁波に苦しんだ沖縄を離れた。

紹介したように、数十、数百ミリガウスの電磁波があると住民が訴えても、沖縄電力は低減対策を取らないできた。同社はホームページで説明している。「電力設備から発生する磁界の大きさは、最大でも二〇マイクロテスラ（二〇〇ミリガウス）程度であり、規制値に比較しても十分低いレベルにあります。電力設備から生じる電磁界が、人の健康に影響を及ぼすことはないと考えています」と。

沖縄電力が言う規制値は、国が二〇一一年に定めた一〇〇〇ミリガウスだ。だが、①この値が電磁波を短時間浴びたときの規制値であること、②規制値を答申した国の学術委員会が「四ミリガウス以上で小児白血病のリスクがあるため、電磁波をできるだけ低減する対策を取ること」と提言した事実は、無視している。のちに国はこの規制値を二〇〇〇ミリガウスにまで緩和した。

沖縄は、白血病の死者の発生率が全国で最も高い。山形や岡山など、発生率が少ない県と比べて三倍以上もある。その原因は不明とされてきたが、これまで紹介した健康被害の例からも、旧式の引き込み線の欠陥が影響している可能性が大きい。

引き込み線に三つ編みケーブルを本土で採用し始めた頃の一九七二年、沖縄は日本に返還された。「本土並み」というかけ言葉とは裏腹に、沖縄だけ、旧来の引き込み線を使い続け、住民たちに強い電磁波を浴びせてきた。当時の通産省（経済産業省）はこの問題に気づかなかったのか、それとも無知だったのか。沖縄電力は、すべての欠陥引き込み線の三つ編みケーブル化を早急に進めてほしい。

この引き込み線が建物内で繋がる「幹線」配線も三つ編み化していない。床下の隠れ配線から強力な電磁波が湧き出し、住民たちにがんなどを発症させている。第三章10「隠れ配線の恐怖」で詳しく紹介する。

2　高圧送電線でがんや心臓疾患が多発、撤去成功の主婦グループ

相次ぐ死者

目に見えぬ　磁界の下に暮らし来て　長期に亘る健康被害
何よりも　この鉄塔を高くせん　その運動に我が人生かけし

群馬県館林市で主婦グループが東京電力に高圧送電線を建て直させ、電磁波を激減させた。前記の和歌はグループの竹中清世江さんが当時の思いを詠んだ。

高圧送電線の反対運動は一九七〇年代から全国各地で起きた。電磁波の健康影響を頑なに否定する国と電力業界に阻まれ、多くの運動が挫折した。送電線の撤去・建て直しに成功したのは、筆者が知る限り、この住民運動が初めてだ。

竹中さんが住む住宅団地は、白鳥が毎年訪れる多々良沼の近くにある。東京電力の高圧送電線は一九六四年に建設され、後で開発された団地の中央を貫いていた。低く垂れた電線は住宅の屋根から数メートルしか離れておらず、周辺でがんや心筋梗塞などで亡くなる人が目立った。「呪われた町」と呼ばれるようになった。

竹中さんらが二〇〇六年に住民運動を始めたきっかけは、近所で葬式が相次いだのと、自分と家族の体調が悪化したからだ。「家の中に長時間いると、足の裏がビリビリした。外の土の上に裸足で立ち、電気を抜いていた」と振り返る。第四章9のアーシングだった。

同居していた夫の母親は、団地に引っ越して三年目から、寝込むようになった。パーキンソン病やリューマチ、膠原病で苦しんだ。「体がフワフワして仕方がない、体がピリピリする、電気をあてられているみたい」と訴え、「心臓が苦しい」と年中、胸をさすっていた。家の前の鉄塔を指し、「これが悪い、これが悪い」と繰り返した。「何で、こんな所に土地を買った」と息子夫婦を責めた。母親は一三年間も寝たきりの末、一九九八年に八六歳で亡くなった。

その翌年に東京電力を呼び、電磁波を測定してもらった。当時の書類が残っていた。「平成一一（一九九九）年九月一〇日」とあり、鉄塔に近い一階の玄関で一四・六ミリガウス、母親が寝ていた二階の部屋は一二・七ミリガウスあった。

二〇〇六年三月、竹中さんは、町内会で思い切って自分の症状を説明した。「こんな症状の人はいませんか」と呼びかけると、「私も同じよ」という訴えが相次いだ。だれもが電磁波の不安を抱えていた。ある家ではテレビの画面がゆがみ、冷蔵庫やファクス付き電話機などが数年で故障して使えなくなっていた。電気製品の頻繁な故障は、各地の高圧送電線のそばで筆者が取材した家でもよく見られた。高圧線の電磁波（電場／磁場）が電気回路に侵入してしまうからだ。

主婦らは電磁波の勉強会を開き、少しずつ知識を深めた。手分けして署名集めを始めると、予想を超える実態が分かってきた。竹中さんの隣組だけでも、過去五年以内に五人が死亡し、調査した前年の一月には二軒の働き盛りの夫が相次いで死亡していた。一人は四〇代でがん、もう一人は五〇代で心筋梗塞だった。

署名運動の最中、近くの五〇代の主婦も乳がんで死亡した。心臓発作を起こして心臓に人工弁を入れた人もいた。別の主婦は「夜も心臓が苦しくて仕方がない」と訴え、救急車で運ばれた事もあった。竹中さんと同時期に住み始めた一家は、五年ほどで妻が乳がんで死亡し、夫も脳梗塞となって介護施設に入っていた。

一〇〇戸足らずの地域で約二〇〇人の署名が集まった。竹中さんらは「署名を断られたことは一度もなかった」と話す。

署名簿を添えた陳情書を二〇〇六年六月、竹中さんら住民代表が東京電力の地元支社に届けた。送電線建て替えの陳情書は県内で初めてと言われた。同年七月下旬、東京電力の群馬支店（群馬県全域を管轄）から担当者が訪ねてきた。「皆さんの具合の悪いことと送電線の間に、因果関係を認めるわけにはいかない」と言い放ち、電磁波の安全性を紹介する同社のパンフレットを置いていった。

電力会社の社員の一言

主婦らは諦めなかった。この住民運動は、同年九月の館林市議会で取り上げられ、議員が「住民に健康被害が出ている」と訴えた。市側も「電磁波は重要な問題と受け取らなければならない」と答弁し、早急に送電線の高さを上げるように東京電力側に要望した。市環境課は「電磁波の健康影響を示す研究もあり、予防原則の立場から要望した」と説明した。三カ月後、東京電力の地元支社は、送電線の鉄塔二基を建て替えることを決めたと同市と住民に伝えてきた。鉄塔のかさ上げを含め、住民側の納得の得られる方法でやりたいとも説明した。

三年後の二〇〇九年、一九六四年建設の古い鉄塔は送電線ごと撤去された。新しい鉄塔は二〇一〇年夏に着工し、二〇一一年二月に完成した。東日本大震災が起きたのはこの一カ月後で、東電が事実上の国家管理になる前だった。

この建て替えによって、鉄塔の電線の高さは旧来の一七メートルから倍以上の三七メートルになった。送電線の周囲の電磁波の強さは激減した。竹中さん方でも、鉄塔に最も近い部屋で午前一一時に測定すると一・八ミリガウスで、建て替え前の一七・八ミリガウスから一〇分の一に減った。一階の居間は〇・五ミリガウスと通常の家と変わらなくなった。「以前は頭がうつ病のように重く、朝は掃除さえできなかった。今は三〇代か四〇代の時のように動けている。夜もぐっすり眠れる」と竹中さんは喜んだ。近所でもがんなどで死ぬ人はいなくなったという。

架線を外した高圧送電線の鉄塔（東京都東大和市内）

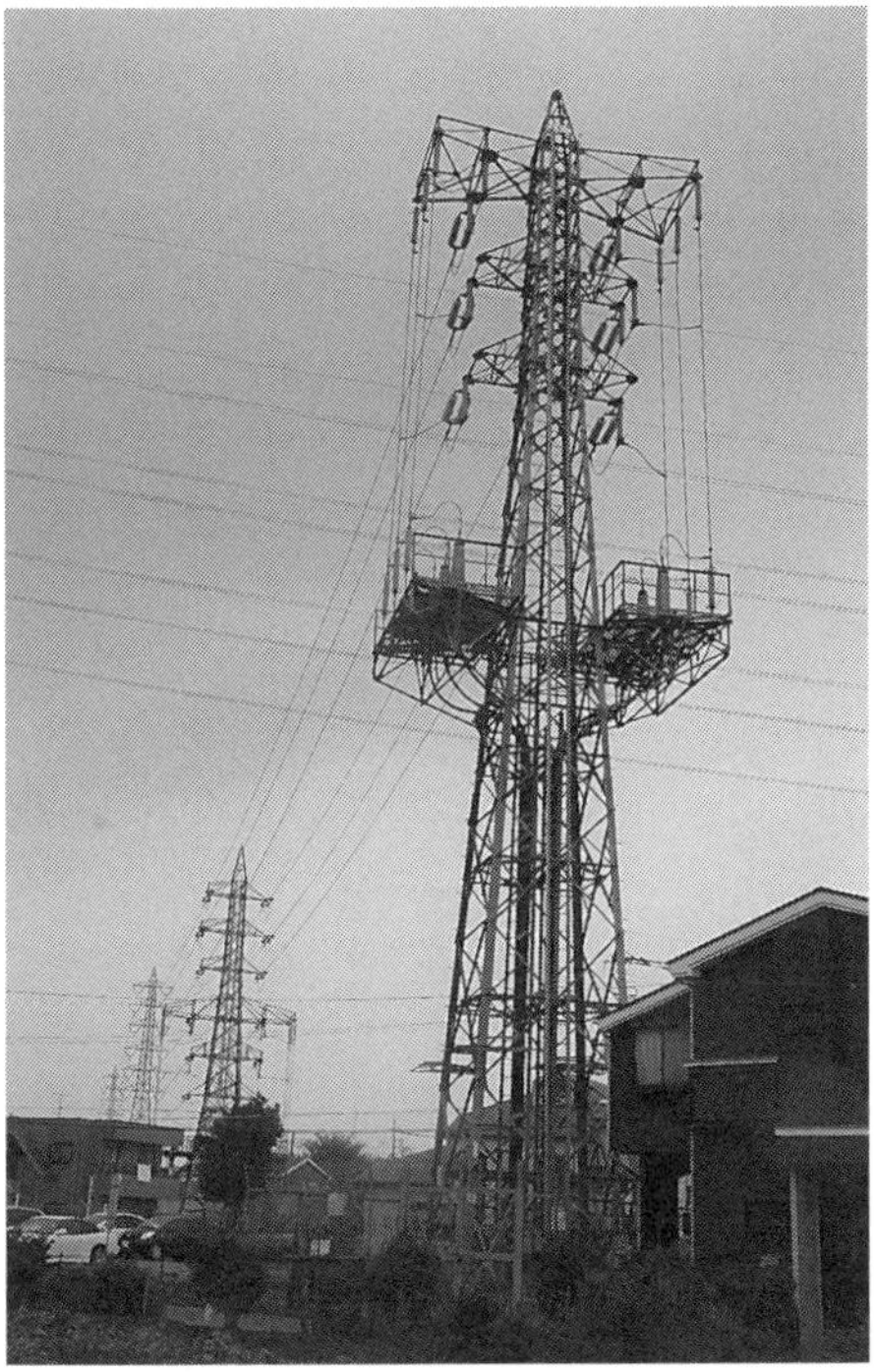

だが、電磁波に過敏な体質は残っている。電子レンジや掃除機は使えない。たまにドライヤーを使うと首の周りがカチンカチンに凝る。「地震が来るのも分かるようになり、地震の前の晩は肩や胸のあたりがしびれる」と言った。

世界保健機関（ＷＨ

〇）は二〇〇七年、「環境保健基準」で高圧送電線などが発生源の超低周波電磁波の発がん可能性を正式に認め、各国に対策を勧告した。小児白血病のリスクが生じる四ミリガウス（〇・四マイクロテスラ）を目安に、学校や病院などから送電線を離す国や地域が増えている。ドイツも二〇一三年、送電線のそばの住宅などの建設を禁止する法律を制定した。だが、日本は今も、二〇〇〇ミリガウスまで健康影響はないと言い続け、規制に消極的だ。

それでも、高圧送電線の電磁波を減らす方法はある。今回の館林のように鉄塔を高くする「高鉄塔化」以外にも、電線三本の配置を変える「逆相」化、送電線自体を移す「ルート変更」、三つの電線ケーブルをよりあわせる「三つ編みケーブル化」などでも可能だ。

実は、館林の主婦らの住民運動が電力会社の姿勢を変えさせた裏には、電力会社の社員の一言があった。主婦らが何度も窮状を訴えるうちに、社員は「陳情書を持ってくれば、変わるかも知れない」と漏らした。主婦らが住む地域のがんや心臓病の多発は、現場の社員がだれよりも知っていた。電力会社にも良心的な社員がいたことが、竹中さんら主婦グループにとって幸いだった。

3　携帯電話で聴神経腫瘍となった男性の告白

携帯電話の声が聞こえない

二〇一一年五月、世界保健機関（WHO）付属の国際がん研究機関（IARC）が、「携帯電話を長時間使い続けると脳腫瘍になる危険がある」と発表した。世界の研究機関が参加し、携帯電話と脳腫瘍の関連の有無を調べた大規模疫学調査「インターフォン研究」の結果をもとに判断した。

脳腫瘍の一種、聴神経腫瘍を発症する人が世界中で増えている。携帯電話の電磁波が直撃する位置にあるのが耳の奥の聴神経だからだ。

「かかってきた携帯電話の声が全く聞こえなかった」。大阪府北部に住む男性が耳の異変に気づいたのは、二〇一一年二月、スキー教室のインストラクターの仕事を終えて宿に戻った時だった。「いつも左側の耳で電話に出るので、最初は携帯電話の故障かなと思った」と話す。

そばのインストラクター仲間に携帯電話を渡すと、「こんな大きな音がしているのに聞こえないのか」と驚かれた。あわてて、普段は使わない右側の耳に携帯電話をあてると、騒音のような大きな声が聞こえた。「こちらが聞こえていないので相手が怒鳴っていたのだ」「俺って、左耳が聞こえてないんだ」。自身の身に起きている異常を男性はようやく自覚した。

急いで自宅近くの耳鼻科で受診した。三年前も難聴と耳鳴りで受診したが、簡単な聴力検査だけで、年配の院長から「たいしたことない」と言われた。何も治療を受けないままにしてきた。今回診察してくれたのは別の中年医師だった。

受診後、医師から「大きな病院でＭＲＩ検査（磁気共鳴画像検査）をしてもらいなさい」と言われた。地元の市民病院で検査を受けた。ここでも「診断は無理」と言われ、大学病院の脳外科を紹介された。脳を断層撮影したＭＲＩ画像を持っていくと、診断結果は聴神経腫瘍だった。腫瘍は直径四センチと大きかった。

男性は、幸運にも、都内の病院で、スーパードクターで知られる医師による手術を受け、左耳の聴力と平衡感覚は失われたものの、危機は脱した。

なぜ聴神経腫瘍になったのか。携帯電話との関係について、「一日二〇分以上の通話で発症しやすいことは知っていた。手術の順番がくるまでの待機期間中、入院していた病室の話題だったから」。男性が携帯電話を仕事で使い始めたのは一九九二年ごろ。当時は生命保険会社の営業マンで、以来使い続けた。一日平均で三〇分ほどだったと話す。

「携帯電話は左耳でしか使わなかった。腫瘍が左耳にできたわけだから、単なる偶然ではないと思う」と話す。男性は、今後の携帯電話の使用について、「残った右耳を維持するため、携帯電話の通話は控えたい」。現在は、個人営業のシステム設計の仕事をしており、通話の代わりにメールを増やしている。

男性は携帯電話を使っている人に呼び掛けている。「もし、難聴や耳鳴りを感じたら必ず、複数の耳鼻科で診てもらってほしい。めまいを感じたら、なおさら。MRI検査をしてもらうことを勧めます。早期発見で腫瘍が小さければ、聴力を温存できることが多いから」。男性自身は、早期発見の機会がありながら、近所の医師の誤診で見過ごされた苦い体験があるからだ。

急増する携帯電話による耳下腺がん・脳腫瘍

電磁波とがんの関係では、聴神経腫瘍を含めた脳腫瘍や白血病に注意が集まるが、意外なところでも、腫瘍が増えている。耳下腺腫瘍もその一つだ。唾液腺腫瘍の一つで、名前のとおり、耳の下の皮膚のごく浅い場所に生じる。唾液を分泌する働きがあり、おたふく風邪の時にこぶのように腫れるのも、この部分だ。

耳下腺は骨で覆われておらず、携帯電話のアンテナから近い。電磁波の影響が出るとしたら、聴神経と並んで、この部分が最も影響を受けやすい。しかも、スマートフォンは、電波を出すアンテナの位置が、スマホの下部に移されている。以前のような外に飛び出すアンテナと違い、全く気付かない位置だ。

スマホに内蔵のアンテナが本体下部にあると電波の直撃を受けるのは、耳ではなく、あごの部分となる。それこそ、耳下腺など唾液腺がある位置に電波が集まるのだから、今まで以上に注意が必要だ。この部分にアルミ箔を貼ったら、電磁波がカットされることを示す実験結果も出ている。

耳下腺にできる腫瘍はかつて非常にまれな病気だったのに、最近は国内でも患者が増えている。イスラエルの研究チームが二〇一一年、携帯電話と耳下腺腫瘍の関連を示す疫学調査結果を発表した。国内では報道されないが、内容は衝撃的だ。

シーゲル・サデツキー博士らの研究チームは、この研究を上述のWHOのインターフォン研究に関連して行った。二〇〇一年から二〇〇三年にかけ、イスラエル国内で耳下腺腫瘍と診断された一八歳以上の患者四六〇人（良性四〇二人、悪性五八人）を対象に携帯電話の使用について調べた。患者と比較するために集めた健康な人は一八歳以上の一二二六例だ。患者と健康人の両グループについて、それぞれ携帯電話の使用頻度や平均通話時間などの使用状況を比べた。

　その結果、一カ月あたり携帯電話を二二時間以上使う人たちは、そうでない人たちよりも、耳下腺腫瘍になるリスクが約五〇％高かった。また、携帯電話を同じ側の耳に当てて使用する人、イヤホンなどのハンズフリーを使わなかった人、電波が強い都市部以外の利用者も、耳下腺腫瘍になるリスクが高かった。

　イスラエルは、日本よりも携帯電話の普及が早く、利用者の多い国として知られる。一九七〇年から二〇〇六年までに同国の耳下腺腫瘍の患者は四倍も増えており、しかも、その耳下腺腫瘍は、携帯電話を聞く側の耳で増えているという。

　もし、耳や頬、あごなどに異常を感じたら、早い時期に病院に行き、ＭＲＩ検査をしてもらうことが必要だ。もし腫瘍が見つかっても、小さければ、手術によって聴神経や頬の三叉《さんさ》神経などの神経を温存できるからだ。

　耳下腺腫瘍と同じ唾液腺で、顎にできる下顎腺《かがくせん》腫瘍にかかる人が国内でも目につくようになった。こうした唾液腺の腫瘍が急増している原因は、スマホの内蔵アンテナの位置変更も関係しているのではないだろうか。

　ＷＨＯが注意を呼び掛けた脳腫瘍全体も最近、不気味に増えている。たとえば、米国全体のがん発症率のデータをもとにした調査結果が二〇一八年に発表された。一九歳以下の人たちの脳腫瘍（中枢神経系腫瘍を含む）の発症率は、二〇〇四〜二〇一三年にかけて増加しており、年間増加率は二・一%だった。原因は不明だが、子どもや若者で携帯電話の使用頻度が高くなったこととの関連も注目されている。

日本国内でも二〇～三〇歳代で脳腫瘍が増えている。東京女子医大の研究グループが総務省の研究費で行った疫学調査で、二〇一六年の論文で指摘された。だが、マスコミは報じなかった。研究グループは、国立がん研究センターの「地域がん登録全国推計」の登録データをもとに、調査期間（一九九三年～二〇一〇年）の脳・中枢神経腫瘍の発症率の推移を調べた。二〇歳代、三〇歳代の若年層で脳腫瘍の罹患率が増加していた。中でも、二〇代の男性が年間増加率三・九%と最も高く、次いで三〇代女性（三・〇%）、三〇代男性（二・七%）などだ。研究グループは増加の原因は不明としたが、今回の調査期間は日本国内の携帯電話の普及時期と重なっている。米国でも若い世代で同様に増加していることから、大いに注意が必要だ。

4　乳がん急増、携帯電話も危険要因と米国の専門医が警鐘

男性も乳がん増

乳がんが急増している。日本人女性が生涯に乳がんになる割合（罹患率）は、二〇年前は四〇人に一人だったのに、二〇二一年の統計では九人に一人だ。乳がんと診断される女性は年間九万人を超す。これほど短期間で体質や遺伝が変わるはずもない。生活環境の変化に原因が潜むと考えるのが自然だ。日本の行政も医療界もタブー視して指摘しないが、欧米で注目されているのが電磁波だ。

乳がんと電磁波の関連は一九八二年、米国のナンシー・ワルトハイマー博士が指摘した。さらに一九八七年、「電気毛布と流産」と題した論文で、乳がんと電気毛布の関連のデータも示し、警鐘を鳴らした。

博士の研究に触発され、他の研究者たちも研究を始めた。一九八九年、米国のマタノスキー博士がニューヨーク州の電話会社の男性従業員五万人を調べ、電信線などの電磁波を浴びる作業員に、白血病だけでなく、乳がんが多いことを発表した。それまで女性特有のがんと考えられていたので、反響が大きかった。さらに一九九〇年のノルウェーの報告では、鉄道や電力、放送などの五万人の調査で、電磁波を浴びる職場の男性の乳がんリスクが二倍、特に電車などの電気輸送関係で四倍だった。一九九一年の米国の三〇〇〇万人の大規模調査から、通信関係の男性の乳がんリスクは二・九倍、電力関係は六・〇倍とさらに高かった。

日本でも、乳がんによる男性の死者が増えている。厚生労働省の統計によると、一九九〇年度までは年間二〇〜四〇人程度だったのに、一九九五年度五六人、二〇〇〇年度七七人、二〇一一年度は一〇七人と急増している。女性の死者が、二〇一一年度は一万二七三一人で一九九〇年度の二倍だから、男性の増加が目立っている。

男性の乳がんは男女全体の一％と少ないため、これまで、ほとんど知られていなかった。「乳がんなんてあり得ない」と受診が遅れると、進行して取り返しがつかなくなる。これが男性の死亡率の高さの一因と言える。

電磁波を浴びると、なぜ乳がんになりやすいのか。メカニズムの一つがメラトニンの働きだ。メラトニンは「睡眠ホルモン」と言われ、睡眠の正常なリズムを維持してくれる。

細胞の酸化を防いで病気を予防・抑制する抗酸化作用もある。

メラトニンの働きが低下すると、各種のがん細胞が増加するという「メラトニン仮説」が一九八七年に提唱され、各国で研究された。細胞実験で一二ミリガウス以上の電磁波（磁場）を浴びると、メラトニンの働きが弱まったり失われたりすることが、日本を含めて四つの研究グループによって確認された。そして、乳がん患者にこのメラトニンが異常に少ないことが報告されている。

研究者たちは、メラトニンが多く分泌される睡眠時は電気製品の使用を控えるよう、また、枕元に電磁波を出す電気製品を置かないよう呼びかけている。

携帯電話と乳がん

携帯電話の電磁波も乳がんを発症させることが、二〇一三年六月、電磁波の国際学会（BEMS）で報告された。米国のグループが「携帯電話を胸に密着させておくと乳がんの危険がある」と発表、さらに、同学会誌で、携帯電話をブラジャーに入れて乳がんを発症した四人の女性（二一～三九歳）の症例が報告された。

発表者のJ・G・ウエスト博士は、カリフォルニア州で乳がんの診断・治療を三〇年以上続けてきた専門医だ。携帯電話を胸に密着して乳がんになった最初の症例は三九歳の女性。ランニング好きで、携帯電話をスポーツブラジャーのへりに引っかけ、イヤホンを使って一日あたり四〜五時間ほど電話を使った。電話を受けるたびに胸のあたりが温かくなってても赤くなっても、気にしなかった。

五年ほどが過ぎ、携帯電話が触れていた右の胸のあたりに痛みを感じた。下から突き上げてくる痛みだった。痛みのあたりを調べ、しこりを発見した。マンモグラフィー検査で、浸潤性の乳がんが見つかった。手術で切除した乳房を調べると、ちょうど携帯電話の形に並ぶように五つの乳がん組織があった。

ウエスト博士は「このケースだけなら偶然の一致と思ったはずだが、数週間後、別の女性でも、携帯電話の真下の位置に同様のがんが見つかった」と説明した。博士は、乳がん啓蒙のホームページ「Ｂｅ　Ａｗａｒｅ」で二〇一〇年三月、上記の二つの症例を「携帯電話で乳がんになるのか」の題で紹介した。携帯電話をブラジャーに入れる危険に警鐘を鳴らし、情報提供を呼びかけた。全米のテレビや新聞などで取り上げられ、多くの情報が寄せられた。

米国では若い女性たちが、ブラジャーのカップをポケット代わりに携帯電話を入れるという。テレビのニュースでも、パーティーで女性が「携帯電話を手に持たずにすみ、電話がかかると胸の振動で分かるので便利」と、ドレスの胸元に携帯電話を差し込み、屈託なく話す様子が紹介された。ブラジャーのわきに編み目のポケットを設けて携帯電話やカードを入れる製品も販売されている。

ウエスト博士によると、情報提供された症例の中には、シャツのポケットに携帯電話を入れておいた男性の乳がんも含まれているという。

「自分のようになってほしくない」と、テレビに出演し、携帯電話をブラジャーに入れる危険を訴えた女性がいる。ティファニー・フランツさんで、二一歳で乳がんと診断され、乳房を切除した。ステージ1だったのに、手術から一年後に腰の骨に再発し、化学療法を受けている。

ティファニーさんは一六歳から、ブラジャーのカップに携帯電話を入れ、朝早くから夜遅くまで数百ものメールをやりとりしたという。母親のトレイシーさんはそのことを見過ごしたことを後悔し、ティファニーさんと一緒に、携帯電話をブラジャーに入れる危険を知らせるキャンペーン活動を続けた。

乳房が電磁波を直接浴びる危険は他にもある。美容師が使うヘアドライヤーだ。このため、欧米では電磁波カットのヘアドライヤーが開発され、一般向けに販売されている。特に美容師向けに「乳がん対策」をうたう製品もある。以前から、美容師に乳がんが多いと言われてきたからだ。その原因として、ドライヤーをあてる客の頭が美容師の胸の位置にあることが心配されている。ヘアドライヤーのモーターやヒーターから出る一〇〇ミリガウス前後の電磁波が胸を直撃する格好だ。

国内でも乳がんになった美容師が多い。ネットでも多くの美容師の声が紹介されている。

だが、国内では疫学調査が行なわれておらず、実態は不明だ。福岡市の乳がん患者の団体「あけぼの福岡」の会員で、二〇一一年に亡くなった女性（四二歳）も美容師で、三〇歳の時に右の乳房にがんが見つかった。足や頭の骨、胃などに転移したが、抗がん剤で治療しながら、美容師を続けた。国内の美容業界からも、ネットなどで、電磁波をカットしたヘアドライヤーを推奨する声が出ている。

5　太陽光発電で電磁波過敏症となった主婦

太陽光発電を始めたら

工事業者から「環境にやさしい」と勧められ、太陽光発電を始めてから体調不良になる人たちがいる。周辺のラジオやアマチュア無線も影響を受け、ノイズだらけになっている。太陽光パネルで発電した電気（直流）を交流に変える機器から出る電磁波（数十キロヘルツから数万キロヘルツの中間周波数）が原因だ。

福岡県行橋市在住の主婦もその一人だった。太陽光パネルを屋根に設置した直後から、頭痛や動悸などに悩まされ、発電開始から三日目で運転を止めた。それ以来、電磁波過敏症になって苦しんでいる。

「近くを通りかかりました。南向きで、いい屋根をしていますね。太陽光発電にぴったりです。余った電気は売れますよ」。きっかけは二〇〇六年五月の突然の営業マンの訪問だった。おきまりの営業トークだったが、主婦はクリーンエネルギーという宣伝文句に興味を持ち、設置を決めた。発電能力は約五キロワット、一五年ローンの利子を含めて工費は五六八万円。六月に設置工事が完成した。

太陽光発電の仕組みを簡単だ。太陽光パネルに日光があたると、直流の電気が生まれる。このままでは電気製品で使ったり、余った電気を電力会社に売ったりできないので、交流に変える必要がある。

直流を交流に変える装置は「パワーコンディショナー」と呼ばれる。機能は、節電タイプの家電製品などで使われる「インバーター」とほぼ同じだ。この装置こそが、体調不良の原因となる「汚れた電気」（中間周波数）の電磁波の発生源だ（第三章7「汚れた電気」で説明）。

主婦の家では、パワーコンディショナーが、洗濯機などのある小部屋の壁に取り付けられた。そばに分電盤があり、そこから屋内配線に電気を流す仕組みだ。設置した翌日、太陽が昇って発電が始まると、主婦は居間にいても、頭が金属の輪で締め付けられるような痛みを感じた。耳鳴りがし、心臓がどきどきした。普段は毎分六〇回の脈拍が一〇〇近くに上がり、目がうるみ、微熱が出た。何とか子どもたちを学校に送り出してから、部屋で横になったが、頭痛が続いた。

日が暮れると症状が軽くなった。次の日も、日の出とともに同じ症状が繰り返された。主婦は太陽光発電の設置業者に電話をかけ、体の不調と違和感を訴えた。「太陽光発電が原因だと思う。装置を外してほしい」と頼むと、メーカーから技術者らが調査に来た。高周波でなく、低周波の電磁波を測定しただけで「問題ない値だ」と説明し、主婦の解約の求めには応じなかった。

多額のローンに納得できない主婦は、行橋市の消費者相談窓口に出かけた。初めは「電磁波が理由では解約は難しい」と言われた。ローン会社から届いた書類を見せると、ローンの金額などの記載すべき事項が空欄で、訪問販売法違反と分かった。クーリングオフの対象となり、一〇月に全設備が撤去された。

太陽光発電は撤去されたものの、主婦は電磁波に過敏な体質「電磁波過敏症」になった。洗面台のガラスの前に立つと頭痛が起きた。ガラスの裏にある曇り止めのヒーターから出る電磁波が原因だった。ヒーターのプラグを抜くと楽になった。他の電気製品も、使わない時はプラグを抜くようにした。

携帯電話の電磁波でも体の不調を感じ、携帯電話を使えなくなった。人混みや無線LANのある店に行けなくなった。電磁波を感じると頭の中でピーという音がすると訴えた。電磁波を減らすため、日中は分電盤のブレーカーを切る。電磁波を遠ざける生活とサプリメントの摂取で、症状が少しずつ回復した。

パワーコンディショナーから有害な電磁波が

なぜ、パワーコンディショナーから有害な電磁波が出るのか。半導体素子で直流を「細切れ状態」に切断してから交流に変える仕組み（スイッチング電源）が原因だ。直流を細切れにする際、さまざまな周波数の電磁波が発生する。この電磁波が、太陽光パネルとつなぐケーブルや屋内配線に潜り込み、さらに、これらの電線がアンテナとなって、高周波の電磁波を室内外に放出する。放出される電磁波の周波数は数十キロヘルツから数万キロヘルツになる。

この電磁波は、アマチュア無線などの無線設備に異常ノイズを起こす原因となっている。太陽光パネルを設置した家から遠く離れたアマチュア無線の家でも、受信妨害が起きている。太陽光発電業界のメーカーの中には、製品カタログに「アマ無線などの無線設備から一〇〇メートル以内には設置しないで」と記している。

パワーコンディショナーにつながるケーブルがアンテナとなって電磁波を出すのを減らそうと、設置業者は対策に四苦八苦している。電磁波除去用フィルターをケーブルに取り付けたり、ケーブルをアース付きの金属パイプに入れてシールドしたり。

太陽光発電の健康影響は、日本だけでなく、欧米でも問題となっている。パワーコンディショナーを屋内でなく、生活空間から離れた屋外に置くよう勧めている。

これだけ一般家庭に太陽光発電が普及しながら、そこから出る電磁波による健康影響は、国内では一般の人々には知らされていない。体調が悪くなっても、原因が太陽光発電と気づかない人が多い。消費者相談を集めた国民生活センターの事故情報データバンクシステムにも、「リフォームで太陽光発電を設置し、体調が悪い」「隣家で太陽光発電を始めてから体調が悪い」などの相談例が載っている。

太陽光発電の健康影響を解決するには、電磁波の強さを確かめる必要がある。専用の測定器がなくても、電磁波の強さを知る手がかりがある。

パワーコンディショナーが出す数十キロヘルツ程度の電磁波は、アマチュア無線でなくても、普通のAMラジオにも大きな雑音を生じる。突然、体調不良となり、同じ頃に自宅や近所で太陽光発電の運転が始まったのなら、AMラジオの最低周波数にダイヤルを合わせ、雑音が入るかどうか確かめて欲しい。ノイズを確認できたら、太陽光発電が原因の可能性が大きい。上述の主婦のように、自宅で太陽光発電を始めていたなら、パワーコンディショナーのスイッチを入れたり切ったりし、ラジオのノイズを調べるとよい。もし、近所で太陽光発電を始めていたのなら、パワーコンディショナーが稼働する昼間と休む夜間のノイズの違いを確かめて欲しい。太陽光発電の施工業者やメーカーに対し、電磁波の発生を減らすように対策を求める根拠にできる。

6　基地局の高周波に直撃される職人たち、転落など労災事故の危険

携帯基地局のアンテナ工事で転落死

マンションやビルの屋上で作業する人たちが、強力な電磁波に直撃されている。欧米で問題になってきたが、日本でも、電磁波の危険に気づかないまま、アンテナ工事などの作業員が転落する事故が各地で相次いでいる。目撃者がおらず、大半が原因不明のままとされている。

横浜市で二〇一一年に起きた転落事故もその一つだ。転落死か、病気による転倒死かをめぐって裁判にまで発展した。最終的に和解が成立したが、裁判の過程で、会社は作業員に携帯電話基地局のアンテナから出る強力な電磁波の危険について知らせず、無防備のまま作業させる業界の体質が明らかになった。

転落事故は二〇一一年二月五日、横浜市中区の三階建てマンションの屋上で起きた。携帯基地局のアンテナ増設工事が終了し、下請けの五一歳男性がアンテナの向きの修正作業をしていた。帰宅が遅いので心配して来た同僚が、高さ六メートルのアンテナの柱の直下で、頭から血を流して死亡している男性を発見した。

男性は頭蓋骨が骨折し、ヘルメットにひびが入っていた。警察の調べで、当時、ドスンという大きな音を近所の人が聞いていた。男性がアンテナの柱に登って作業中、何らかの原因で落下したことは明らかだった。

ところが、業界大手の工事会社は、転落死であることを認めず、「男性が屋上で転倒し、鉄骨で頭を打って死亡した」と発注元の携帯電話会社ＫＤＤＩにうその報告をした。さらに、転倒の原因として病気の疑いがあると説明していた。遺族から相談された弁護士が調査すると、危険な高所作業は二人でやるルールなのに一人でさせるなど、工事会社のさまざまな安全配慮義務違反が出てきた。

男性の死亡事故の一〇カ月前の二〇一〇年四月二四日にも、京都府内のアンテナ設置工事でこの工事会社の作業員が転落死し、発注元のＫＤＤＩから指名停止処分を受けていたことも分かった。相次ぐ事故でさらなる処分を恐れ、会社が真相を隠蔽しようとしたと、遺族側が損害賠償を求めて横浜地裁に訴えた。

裁判では、会社側の証拠隠しや関係者の口裏合わせの証言が相次いだ。ところが、下請けの同僚作業員が真相を打ち明けた。「私が口をつぐんでいれば、今後もずっと仕事を続けられる。しかし、このまま真実を握りつぶしてしまうのは、遺族にとってあまりにも酷だ」「裁判所には、ぜひ本当のことを理解し、裁判をして頂きたい」と、事故現場の様子など、事故の真相を証言した。その結果、裁判所の勧告で和解が成立した。事実上の勝訴だった。

なぜ男性が転落死したのか。審理の途中で、工事会社のずさんな電磁波対策が明らかになった。基地局のアンテナからは強力な電磁波が出ており、本来なら、工事を始める前に工事会社がＫＤＤＩに連絡して電波を止める「停波」が必要だ。会社側はそれを怠り、電波が発信され続けた状態で作業を行なわせていた。死亡した男性は電波に直撃されていたのだ。高周波の電磁波を浴びる職場なのに、電磁波防護服を支給されず、普通の作業服で働いていた。

強い電磁波を浴びれば、心臓がおかしくなることは、心臓ペースメーカーの誤作動からも明らかだ。沖縄県那覇市の浦崎幸夫さんも、電磁波で死にそうな思いをした体験者だ。電気工事士の資格を持ち、電器店を営んでいた。

「屋上でテレビアンテナの工事をしていた時、心臓がバクバクした。死ぬかと思った」。以前も、屋根の上で作業中に気持ちが悪くなることがあり、気をつけていた。この日は作業が長引いて一時間を経過していた。「周囲を見渡すと、左方五〇メートル先と右方七〇メートル先に携帯電話の基地局が二つあった。工事をした三階建て建物の屋上は基地局と同じ高さで、両方から電波に直撃される格好だった」。

この体験の後、浦崎さんは作業着の下に電磁波を遮蔽するベストを着込み、屋上のアンテナ工事をしている。この電磁波カットのベストは、材料の布（シールドクロス）を電磁波対策の通販会社から購入し、自分で手作りした。心臓など上半身を包むようにしている。屋根の上で工事をする際は、このベストのほか、頭を守る帽子やめがねも電磁波カットのものを使う。普段の生活でも、自宅の網戸をステンレス製の網に変えて電磁波をカットする工夫をしている。

この体験をきっかけに、本格的に電磁波問題に取り組もうと二〇万円を超す高周波測定器を購入した。これで調べたら、心臓がバクバクする基地局の電磁波の強さは、一八〇ミリワット／平方メートル（一八マイクロワット／平方センチ）と分かった。

この値は、非熱作用を無視した日本の甘い規制値（一〇〇〇マイクロワット／平方センチ以下）と比べると五〇分の一程度だが、欧州の多くの国の規制値（一～一〇マイクロワット／平方センチ）を大幅に超えており、違反となる値だ。さらに、健康影響が出ない値として欧米で勧告されている規制値（屋外で〇・一マイクロワット／平方センチ）と比べると一八〇倍。世界で最も厳しいオーストリア・ザルツブルグ市の規制値（一マイクロワット／平方メートル）の一八万倍と驚異的な高さだ。

ビルの屋上などで作業をしていると、こうした強い携帯基地局の電磁波をまともに浴びる可能性がある。冒頭のような労災事故がどれだけ起きているのか、実態は闇の中だ。氷山の一角の事故が二〇〇〇年、沖縄の米軍基地で起きていた。

電磁波による労災事故

地元紙の報道によると、宜野湾市の普天間飛行場で、レーダー施設の屋上で基地従業員二人が高出力の電磁波を浴びた。この施設はＴＡＫＡＮと呼ばれ、上空の航空機に向けて電波を発射し、飛行場の位置を知らせる電波発信施設だ。

施設のそばには、英文で「警告　放射線、高圧電流に付き危険」との表示があった。塀を設ける工事で現場に来た二人は警告に気づかず、はしごで屋根の上に登っていたところを兵士が見つけた。米軍から「電磁波曝露の恐れがある」と検査を勧められ、検査の結果、一人は血液中の血小板が通常値を下回っていた。

欧米ではいま、ビルや鉄塔に登って携帯基地局の維持・修理をする作業員を電磁波から守るため、電磁波防護服が使われている。ステンレス製の細かい線維を織り込んだ服で、電磁波カットのフードや靴下、手袋と一緒に使われる。日本ではこうした保護対策はなく、冒頭の転落死した男性も普通の作業服だった。

電磁波の直撃を受けるのは電気工事関係者に限らない。ほかの職業の人たちが気づかず、強力な電磁波を浴びる例が欧米で問題になっている。特に都市部では、基地局がビル屋上に設置され、基地局と分からないように偽装した設備もある。同じビルや隣接のビルで、屋根の塗装や張り替え、窓ガラスの清掃をする人が特に危険という。電磁波対策の防護服などを着用していないからだ。

電磁波による労災事故を防ごうと、米国では「RF・CHECK」という団体が結成され、ホームページで注意を呼びかけている。たとえば、「これからビルの屋上で仕事をするときは、周りをよく見回そう」「屋根にタールを塗ったり、エレベーター施設に塗装をしたり、窓を拭いたり、何かの仕事で一定時間そこにとどまる際は、電波を出すアンテナがそばにないか、よく確認しよう」。

国内で同様の仕事をしている人たちも、心にとめて実践して欲しいアドバイスだ。本人は無論、家族のためにも必要だ。日本では電磁波問題がタブー視され、電磁波曝露の危険を知らされていない。冒頭の横浜で起きた基地局の労災死亡事故の悲劇を繰り返してはならない。

7　なぜ子どもの染色体がモザイク型に？　IHの危険を訴える母

子どもがモザイク型ダウン症に

妊娠しても流産を繰り返す「不育症」の女性が増えている。受精卵が「染色体異常」を起こして正常な発育ができず、流産や死産となる。出産しても先天性異常となる。染色体異常が起こる原因の一つとして、電磁波が注目されている。

流産と電磁波の関係は、一九八六年、「電気毛布を妊娠初期に使うと流産や異常出産の危険が増える」という疫学調査が発表され、注目された。世界で初めて小児白血病と送電線の電磁波との関連を発見した米国のナンシー・ワルトハイマー博士が、電磁波による健康影響として、次に手掛けた研究だ。同じ頃、コンピューターのオペレーターたちに流産や障害児の出産が相次いだため、国際的にブラウン管式ディスプレイ（ＶＤＴ）の電磁波が規制されるようになった。

その後も、電磁波と流産の関連を調べる疫学調査や動物実験が続けられた。二〇〇二年、米国のデクン・リー博士らが妊婦九六五人に電磁波測定器を携帯してもらって実施した疫学調査が注目された。日常生活で最大一六ミリガウス以上の電磁波を毎日のように浴びると、一〇週未満の流産の危険が五・七倍と発表された。

強い電磁波を出す電気製品の代表格がＩＨ（電磁誘導加熱）調理器だ。数十キロヘルツの電流で発生させた磁場で、料理鍋の底に人工的な電流（渦電流）を発生させ、電気抵抗で熱を生じる仕組みだ。電子レンジが電磁波を金属の箱に閉じ込めているのと違い、ＩＨ調理器は、鍋底からはみ出した強い電磁波をそのまま台所や居間などの空間に放出する。特に卓上タイプのものは、扱いやすさと低価格から一般家庭や飲食店などに広まっているが、数百ミリガウスの強い磁場が出ていることは知られていない。

「ＩＨ調理器を使ってダウン症のこどもが生まれた」と訴える女性がいる。マンションで結婚生活を始め、台所にＩＨとラジエントヒーターのついたＩＨ調理台を設置した。「ＩＨが危険だと知らなかった。調理台におなかをくっつけたままで、離れて使うこともしなかった」。材料を切るなどの下ごしらえを含め、毎日、台所で三時間ほど料理をしたという。

五月末に妊娠が分かり、翌年一月に子どもが生まれた。生後六カ月過ぎても、首がすわらないため、小児科医に紹介されて大学病院で診てもらった。ダウン症の専門医と称していた医師は、血液検査はせず、「賢そうな顔をしているが、筋肉の緊張がゆるい」と言うだけだった。子どもは生後一歳一〇カ月で歩き始め、「これでもう安心だ」と喜んだ。しかし、知能がなかなか伸びなかった。

五歳の時、翌年春から行く予定の障害者向けの幼稚園を見学した。女性が「顔がダウン症に似ている気がする」と話すと、「顔を見ても分からないモザイク型というのがある」と教えてくれた。帰宅してインターネットでダウン症の特徴を調べた。モザイク型のダウン症について、「正常な受精卵が受精から数日後に不分離……」という一行を見つけた。「全身が凍りつき、地獄の底にたたきつけられたようなショックでした」と当時を振り返る。

大学病院で血液の染色体検査を受け、モザイク型のダウン症と確定した。先天的なダウン症と違い、両親の細胞が正常でも、受精卵の細胞分裂の際に偶発的に染色体の不分離が起きる。細胞が二個から四個ぐらいに増えた頃に起きやすく、正常な細胞と異常な細胞が混在する。モザイク型といわれるゆえんだ。

女性は結婚以前から食品添加物に気をつけ、酒もたばこもコーヒーも飲まない。有機食品を選び、減農薬の胚芽米を食べた。「そんな私が、なぜ、数万人に一人しか発生しない細胞の不分離を起こすのか不思議でなりませんでした」。ふと女性が思い出したのは、知り合いに「妊娠したのなら、ＩＨの使用はやめたら」と言われたひと言だった。「ＩＨが原因としか思えない。レントゲンも撮っていないし、薬も飲んでいない。ほかに何も思い人がいた。

当たらない」。親類にも、ＩＨを使っていて妊娠し、エコーで奇形児と分かって中絶した

ＩＨ調理器と流産

女性は、電磁波測定器（低周波用）を購入し、自宅のＩＨ調理器の電磁波を測定した。ＩＨ調理器の正面が六九・九ミリガウス、一〇センチ離れた距離で三〇・六ミリガウス、二〇センチで一六・六ミリガウス、三〇センチで一〇・四ミリガウスだった。調理器に鍋を置いて測定器を近づけると、値が高すぎて「測定不能」のエラーが表示された。

女性は「私は深鍋をのぞき込みながら煮物を作っていた。片手で鍋を持ち、お腹をＩＨにくっつけていた時、どれだけ強い電磁波が私の体の中を流れたかと思い、ぞっとした」という。「周りの人に話しても、ＩＨの電磁波の危険性を知っている人はほとんどいない。自分の体験を多くの人に知って頂きたい。国が少子化対策を考えるのなら、真っ先にＩＨを調査すべきです」と訴えた。

モザイク型ダウン症の子どもは、二種類の細胞を持つ。一方の細胞は染色体が四六本で、他方の細胞は四七本ある。四六本の細胞では二一番染色体が二本なのに、四七本の細胞には二一番染色体が三本あってダウン症の原因となる。

妊娠して精子と卵子が合体すると、両方から染色体（遺伝情報を持つＤＮＡのかたまり）

を二三本ずつ受け取り、計四六本を持つ生殖細胞となる。各染色体は細胞分裂のたびに複製・分離を繰り返し、細胞は倍々に増える。

ところが、細胞が分裂する際、異常が起きることがある。各染色体は一本ずつ、微小管と呼ぶ糸に引っ張られて左右の極に移るはずなのに、一方の糸が弱いと綱引きが起き、二本とも一方の極に引き込まれてしまう。本来なら左右の極に均等に四六本ずつ分かれるはずなのに、一方の細胞の染色体が四七本と多く、もう一方は四五本と少なくなる。この染色体異常は「異数体」と呼ばれる。

モザイク型では、正常に分裂した細胞と「異数体」の細胞が混ざって成長する。異数体は、ダウン症の原因となる二一番染色体で起きるほか、一八番や一三番染色体でも起き、流産や心臓疾患などの先天性障害の原因となる。

異数体がどうして生じるのか、原因がようやく解明され始めた。詳細は、第五章4「電磁波が染色体異常を促進」で紹介する。

IH調理器と流産の関連で、注目すべきことが起きている。マンションなどの高層階に住む女性たちに流産や死産が多発しているからだ。「高層階病」と言う異常現象だ。

高層階病は、東海大医学部の逢坂文夫講師らが二〇一一年に発表した。逢坂講師らは、横浜市内の三保健所の協力で、四カ月検診で訪れた母親二三四四人から回答を得た。このうち一九五七人が集合住宅に住んでいた。集合住宅の流産の経験者（流産率）は、一～二階で流産率八・九％、三〜五階は九・二％、六〜九階は一七・八％と上階ほど高くなり、一〇階以上では二一・四％と最多だった。

高層階で流産しやすい傾向について、逢坂講師は「複合的な要因が関係しているかもしれない」とし、一つの要因として、妊婦の運動不足をあげていた。

ＩＨ調理器の普及も関係しているのではないか。高層マンションは、地震や火災の防災対策としてオール電化が進められ、ＩＨ調理器や電気温水器など、すべての熱源を電気でまかなう部屋が増えた。二〇階以上ではほとんどの部屋でＩＨ調理器が使われる。ＩＨ調

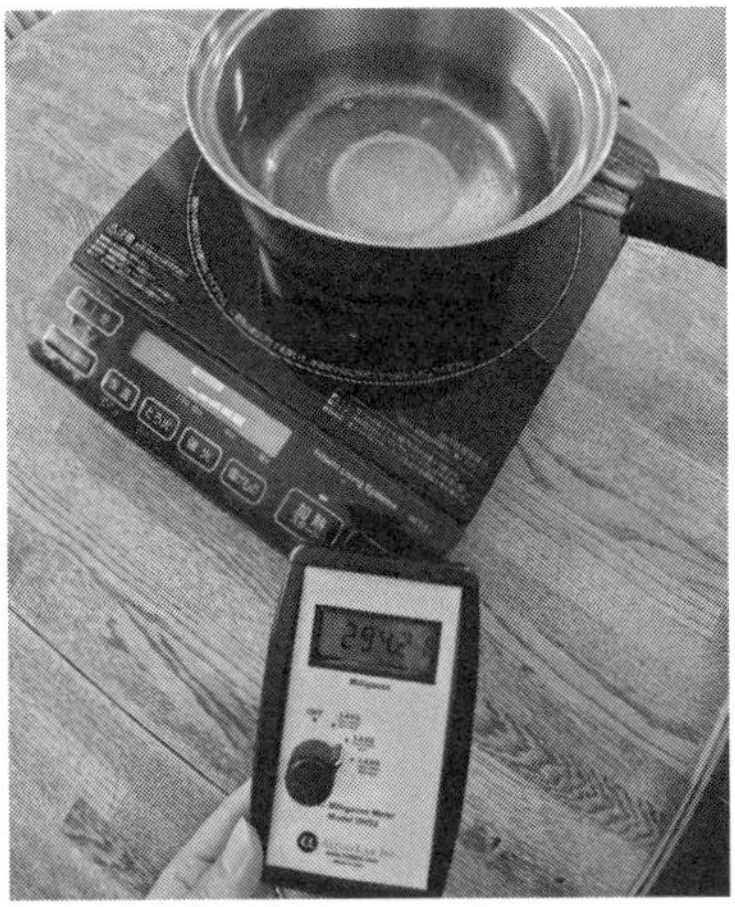

上：鍋料理などに使われる卓上型ＩＨ調理器。中間周波数専用の測定器で測ると、磁場は294ミリガウス。だが、業界は磁場の強さを説明していない。
下：卓上型IH調理器のそばに測定器を近づけると、1000ミリガウスを軽く超えてしまう。

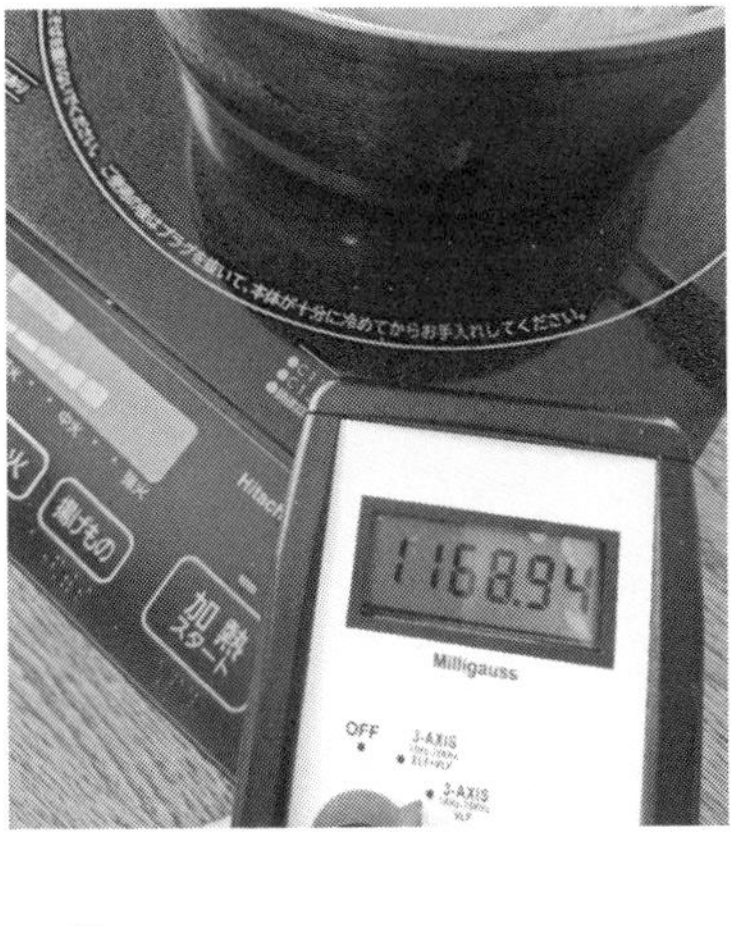

理器の強い電磁波と高層階病の関連について調査が必要だ。

「韓国出生率〇・七三」「超少子化」などと、衝撃的なニュースが二〇二四年二月二九日、国内外のマスコミで伝えられた。韓国の二〇二三年の合計特殊出生率（一人の女性が生涯に生む見込みの子どもの数）が〇・七二と、八年連続で前年を下回った。少子化が進む日本（二〇二二年に一・二六）と比べても大幅に低く、一を下回るのは六年連続だ。

なぜ、急激な「超少子化」が進んでいるのか。全人口のほぼ半数が集中するソウル首都圏で住宅価格の高騰とともに、高層マンションが急増・林立していることも関係しているのではないか。実は、韓国は十年ほど前からＩＨ調理器が一般家庭に普及しており、これらのマンションなどで流産や不妊が増えていないだろうか。日本の「高層階病」の例からも心配される。

8　基地局の周囲で異変。ミツバチが消え、カエルやスズメが激減

ミツバチが消えた

二〇二〇年九月、ミツバチなどの昆虫が激減しているのは携帯電話などの電磁波が一因だとする研究結果が発表された。ドイツの自然・生物多様性保護連盟（ＮＳＢＵ）の研究チームが、ドイツとルクセンブルグのＮＧＯの協力を得て、電磁波が昆虫に与える影響を報告した約一九〇件の研究内容を精査した結果だ。

きっかけは、二〇〇六年に欧米で話題となった「蜂群崩壊症候群」（ＣＣＤ）で、各地の養蜂農家の巣箱からミツバチが一斉に姿を消す異変だ。失踪の原因として、ウイルスや農薬とともに、携帯基地局の電磁波の関与が疑われた。

携帯基地局のそばでミツバチが消える現象は、日本でも、欧米で問題化する以前から起

きていた。場所は徳島県三好郡東祖谷山村（現・三好市の一部）の集落で、ミツバチの失踪だけでなく、住民たちも体調悪化で苦しんだ。

四国を東西に貫く吉野川の上流にある同村には、平家の落人伝説がある。「屋島の合戦」で敗れた一族が落ちのびたと言い伝えられ、平家にちなむ大きな赤旗や地名が残る。急峻な山々が連なる菅生地区の斜面に二〇〇一年三月、携帯基地局が建った。携帯電話の難聴地域の解消を目的に、村役場が総務省の補助金で鉄塔を建て、鉄塔自体はドコモに賃貸して使用料を村が受け取っている。

急斜面の中腹に建った高さ二〇メートルほどの基地局のすぐ近くには、民家が一〇軒ほどある。基地局が電波を出し始めると、民家の庭の池で飼っていた多くのコイが数日で全滅した。住宅の敷地や山の斜面に四〇箱ほど置かれた養蜂箱でも、ミツバチが次第に死に始め、一年足らずで全滅した。養蜂箱の回りにミツバチの死骸が散乱した。集落の住民たちの間でも体調悪化を訴える人が相次いだ。

住民たちは頭痛や脈拍の上昇、目の異常、耳鳴り、関節痛などに苦しんだ。基地局を建てた村役場に対し、住民らは「基地局の電波が原因だ」と訴え、鉄塔の撤去を求めた。だが、「電磁波は国の基準の範囲内だ」と要求は退けられた。

苦境を訴える住民らに対し、村の幹部は「証拠を持ってこい」と言い放った。体調が悪いのを押して、住民有志七人は自腹を切って、電磁波問題に詳しい神奈川県藤沢市のクリニックに出かけ、血液検査を受けた。血中のセロトニン濃度が正常値の四分の一以下に減っており、「電磁波過敏症の疑い」と診断された。

だが、この診断書を村当局に見せても、基地局は撤去されなかった。泣き寝入り状態のまま、村を離れて遠い病院に入院する人、転居をする世帯が増えた。住民の苦境の一方で、村にドコモから基地局の多額の使用料が支払われた。

基地局から五〇メートルほど離れた家の高齢男性は、「関節が痛くなり、夜寝る時、頭の中はガッサンガッサンとマラカスを鳴らすような音がした」と訴えた。男性は趣味としてミツバチを飼い、毎年五～六リットルの蜜が取れた。だが、基地局の鉄塔が建ってからは、巣箱のミツバチは、飛ぶことを忘れたように地面をごそごそと這い回るだけで、弱ったところをアリに襲われた。弱った幼虫を箱から引き出して捨てる「はち子出し」が増え、一年足らずで巣は全滅した。だが、同じ山の、鉄塔が建つ側とは反対側の斜面に置いた養蜂箱は無事で、蜂蜜が取れた。

基地局から二〇〇メートルほど離れた家の夫妻は、家が建つ斜面が基地局と同じ高さにあり、電磁波に直撃される格好だった。二人とも電磁波過敏症が深刻で、電気掃除機を使えず、部屋の蛍光灯も「頭が痛くなるから」と取り外した。妻は、「おばあちゃんの家は暗いので嫌だ」と孫が遊びに来てくれないのが悲しいとこぼした。

血圧が上がり動悸がするので、妻は病院に検査入院した。心臓はどこも悪くなかったが、家に戻ると再び、血圧が上がって心臓がドキドキした。病院でカテーテルを入れて調べても、どこも悪くなかった。いつもニトロを持ち歩いていた。

ミツバチの帰還

ところが、二〇一三年春から、住民の体調が目立ってよくなった。空箱となっていた巣箱に再び、ミツバチが戻ってきた。「電波が停まっているのではないか」と住民らはうわさした。筆者は、真偽を確かめようと同年八月に現地を訪れた。

高周波の電磁波の測定器を持参して調べると、鉄塔のすぐそばでも、数値はゼロだった。念のため、携帯基地局を担当する四国総合通信局とドコモ四国支社に問い合わせた。「携帯電話の通信方式（ＭＯＶＡ）のサービスが四月下旬に終了したので、電波を停めた。鉄塔に設置したアンテナは撤去する」と認めた。

戻ってきたミツバチを見ようと、基地局の鉄塔から一〇メートルほど離れた巣箱をのぞいた。以前は空だった箱には、早くも数匹のミツバチが出入りしていた。

一二年間も住民を苦しめた基地局の電波がようやく停止した。それを知らせたのは、村役場でも携帯電話会社でもなく、姿を消したミツバチの帰還だった。

「蜂群崩壊症候群」（ＣＣＤ）の原因に携帯基地局の電磁波が関与することを、二〇〇九年、インド・パンジャブ大の研究グループが立証した。研究グループは、携帯電話と同じ電磁波を出す装置を、ミツバチの巣箱から一〇メートル離れた場所に置き、五〜一〇日間の巣箱の変化を調べた。働き蜂は巣から出たまま戻らず、行方不明になった。巣箱に女王蜂と卵が残された。わずか一〇日間でミツバチの集団が崩壊した。この結果について、「蜂群崩壊症候群の原因は、携帯電話の基地局の電磁波がミツバチから方向をつかむ能力を奪ったため」と説明している。

この研究は、養蜂業が盛んなインド・ケララ州で行なわれた。同州全域で基地局が拡大するにつれてミツバチが激減し、その原因を調査するためだった。

「ミツバチがいなくなったら人類が滅びる」というアインシュタインの有名な警告が現実味を帯びている。ミツバチは飛び回って多くの植物の受粉を取り持ち、ひいては植物の酸素合成に役立つ。だが、携帯電話の基地局から出る電磁波がミツバチの方向感覚を狂わせ、免疫力も低下させて弱らせることが多くの研究で分かった。国内を含めて世界中で、ミツバチが衰退している。

ミツバチ以外の野生動物にも

野生動物は空中の電磁波を四六時中浴びており、人間よりも影響されやすい。カエルなどの両生類は、他動物のように体を保護する毛や羽もウロコもなくて影響が顕著だ。世界の約六千種類の両生類の四割に絶滅の恐れがあるという。

二〇一〇年、カエルの激減と携帯基地局の関連を示す研究結果をスペインのA・バルモリ博士が発表した。カエルのオタマジャクシを七〇匹、卵の状態から二カ月間、水槽で育てた。水槽から一四〇メートル離れた場所には四つの携帯基地局があり、電磁波の強さは一～一・三マイクロワット／平方センチだった。比較のため、別の七〇匹も卵から、電磁波を浴びないように金属製の網で覆った水槽で育てた。

電磁波を浴びたグループのオタマジャクシの死亡率は九〇％で、浴びなかったグループの死亡率四・二％と比べ、異常に高かった。生き残ったオタマジャクシの大きさも不揃いで、水槽をたたいて刺激しても反応が鈍く、動きも緩慢だった。

電磁波の影響は、人間にとって最も身近な鳥、スズメにも現れている。欧米を中心に世界中でスズメが激減し、英国では二〇〇二年、「絶滅危惧種」に指定された。前述のA・バルモリ博士がスペインで行ったスズメの生息調査では、携帯電話基地局の電磁波が強くなるほど、周辺の生息数が減った。特に、電磁波の強さが四マイクロワット／平方センチを超えると、スズメが消えると報告している。

電磁波の影響は牛でも報告されている。一九九八年にドイツのW・レーシャー博士らが発表した調査によると、携帯基地局のそばの牧場で、乳牛の乳量減少や流産、奇形出産に加え、目をかゆがる仕種や、基地局に背を向ける行動などの異常が見られた。牛を基地局から二〇キロ離れた別の牧場に移すと、行動は正常に戻った。牛を元の牧場に戻すと、再び異状な行動が出たと報告している。

携帯基地局の電磁波によって健康を奪われるのは、上述の東祖谷山村・菅生地区の住民たちに限らない。ミツバチたちの失踪も、基地局の電磁波を不快に感じ、今までと違う行動に出たのだろう。環境の変化に四六時中さらされる彼らは、人間よりも影響が顕著に出るはずだ。近くに携帯基地局が建って体調に異変を感じたら、周辺の動植物にも異常が起きていないか、目を凝らして欲しい。

第二章　激増する電磁波、むしばまれる健康

1　送電線の近くで白血病など各種がんが増加

ワルトハイマー研究

電磁波の健康被害を裏付ける先駆けとなったのが、一九七九年、米国のナンシー・ワルトハイマー博士が発表した「送電線の近くで小児白血病が多い」という疫学研究だ。この研究に触発された多くの研究のデータが決め手となり、世界保健機関（ＷＨＯ）は二〇〇七年、送電線や屋内配線、電気製品などから出る超低周波（商用周波数）の電磁波を、「発がんの可能性あり」と判定した。

ワルトハイマー博士の研究のきっかけは、小児白血病患者の家の周辺で、同じ風景に出会うことに気づいたからだ。張り巡らされた配電線と黒い変圧器だ。そのころ、雑誌で奇妙な写真も見た。暗闇に包まれた送電線の下で、男が手に持つ蛍光灯の管が光っていた。

「もしかしたら、送電線から人体に危険なものが出ているかもしれない」と博士は考えた。

友人の物理学者が手作りしてくれた測定器を手に、患者の家のそばでスイッチを入れると鳴り続け、家から離れると鳴りやんだ。白血病患者の子ども三四四人（症例群）と、比較のための健康な子ども三四四人（対照群）の家々で、電磁波を調べた。変圧器や配電線の近くの家で電磁波を浴びる子どもらの発症率は、浴びない子どもらの三・〇倍だった。五年越しの研究結果が著名な『米国疫学ジャーナル』に掲載された。

発表直後から、電力業界は御用学者らを使って「信用できない研究だ」と批判や中傷を続けた。しかし、スウェーデンなどでも送電線の発がん性を示す研究が続いた。WHOが腰を上げ、一九九六年から疫学調査の国際プロジェクトを始めた。日本も、住民運動がきっかけで、WHOのプロジェクトに参加した。国費七億四〇〇〇万円を使って国立環境研究所を中心に大規模な疫学調査が進められた。全国の病院から小児白血病患者のデータが集められ、患者の家の電磁波の強さや高圧送電線からの距離などを調べた。

結果は欧米の研究と同じだった。四ミリガウス（〇・四マイクロテスラ）以上の電磁波（磁場）を浴びる子どもたちは、小児白血病の発症リスクが二・六倍だった。送電線でも、五〇メートル以内に住む子どもたちの発症リスクは三・一倍だった。

この結果は二〇〇六年の『国際がんジャーナル』に掲載され、翌二〇〇七年にWHOが「電磁波は発がんの可能性あり」と発表した裏付けの一つになった。

日本でも疫学調査

この調査が始まる前の一九九三年、送電線の下に住み始めて一年半で白血病になった男児がいた。東京都東大和市の約二〇〇メートル四方の地区で、この男児を含め、確認できただけで、一人が死亡、二人が入院していた。小児白血病の発症率は一〇万人に三人程度だったから、この地区の発症ぶりは異常な多さだった。地区には東京電力・多摩変電所があり、多くの高圧送電線が家々の上空をかすめていた。送電線のそばの公園は、遊具の鉄棒などがビリビリするので「ビリビリ公園」と呼ばれた。五歳半の時に引っ越して来た男児は、小学校に入学してしばらくすると顔色が悪くなった。遊びから帰ると「疲れた」と座り込んだ。唇が白っぽくなったが、周囲はだれも、貧血の症状と気づかなかった。

異変は一〇月の運動会の時に起きた。走るのが得意なのに徒競走でビリとなり、帰宅すると「のどが痛い」と訴えた。病院に連れて行くと、医師から「すごい貧血だ。立っていること自体が不思議」と言われた。病名は白血病だった。入院した小児病院では、抗がん剤に伴う発熱や嘔吐、大量の吐血などが続いた。一一カ月近い闘病生活の後、男児は八月の誕生日に退院した。退院前に家の上を通る高圧送電線が撤去された。父親が東京電力の担当者に撤去の理由を尋ねると、「以前から決まっていた」と答えるだけだった。「子どもの健康が回復したので、それ以上は追及しなかった」と父親は話す。男児が寝ていた二階の子ども部屋は送電線の直下で、市民グループが測定すると二〇ミリガウスあった。WHOが小児白血病の発症リスクが倍増すると指摘した目安（四ミリガウス）の五倍だ。

国内の独自調査でも、高圧線に近い地区の子どもは、小児白血病などの発症リスクが高いことが分かった。九大医学部の研究者らが宮崎市内を拠点に行った疫学調査で、二〇〇四年に日本疫学会誌『ジャーナル・オブ・エピデミオロジー』に発表した。「高圧送電線まで三〇〇メートル以内の面積が全体の五〇％以上を占める地区」の発症リスクは、「高圧送電線まで三〇〇メートル以内の面積がない地区」の二・二倍と高かった。分かりやすく言えば、高圧送電線に近い地域は、送電線から遠く離れた地域と比べ、小児白血病などを発症しやすいという結果だった。

大人の白血病も、三〇年ほど前から各国で研究されてきた。一九九四年にフランスとカナダの電力会社の従業員たちを調べた疫学調査で、従業員の急性骨髄性白血病の発症リスクが一般人の三・一倍だった。一九九三年にスウェーデンで調べた同様の研究でも三・〇倍だった。日本ではこれまで、欧米のような電磁波が強い職場の疫学調査は公表されていない。疫学の研究者たちが調査したくても、電力会社や該当企業が協力しないためだ。

国内では、白血病や各種がんを発症・死亡するタレントや俳優、舞台役者が目立っている。電気ケーブルや無線機器がひしめくスタジオ、巨大モーターで仕掛けを動かす舞台で、強い電磁波をどれだけ浴びているのか、実態調査が必要だ。

2　急増する電磁波過敏症と人々の避難場所

急増する電磁波過敏症

電磁波過敏症を発症すると、きっかけとなった強い電磁波だけでなく、あらゆる種類の電磁波にも反応するようになる。耳鳴りやめまい、動悸、吐き気、記憶力低下、不眠、筋肉痛や関節痛、皮膚のかゆみやチクチク感、風邪のような症状まで、人によってさまざまだ。携帯基地局の周辺では、頭痛や耳鳴りについて「後頭部が鳴る」と訴える人が多く、頭鳴《ずめい》とも言われる。

電磁波が原因と気づかないまま、部屋や職場で浴び続け、症状が深刻になる。家族に理解してもらえず、病院に行っても、電磁波過敏症を知らない医師から不定愁訴（原因不明の頭痛やめまいなど）と診断されたり、「心の問題だ」とノイローゼ扱いされたりし、八方ふさがりの状態で苦しむ人が多い。症状が重くなると、電車に乗れなくなる。無線ＬＡＮやパソコンなどがある職場で働けなくなり、仕事を失う人もいる。インターネットの検索で電磁波過敏症のことを知ったり、電磁波の発生源から遠ざかると症状が消える経験を重ねたりして、ようやく電磁波過敏症を自覚するようになる人が多い。

「電磁波過敏症」の専門クリニックを世界で初めて開いたのは、米国のウイリアム・レイ博士だ。化学物質過敏症の患者たちを治療しているうち、化学物質だけでなく、電磁波にも反応する患者がいることに気づいた。

日本では、化学物質過敏症もノイローゼ扱いされたが、患者団体や医師らの地道な啓蒙活動が実り、社会的に知られるようになった。二〇〇九年に化学物質過敏症が医療保険の対象として認められた。だが、電磁波過敏症は国内に専門医がほとんどおらず、国が病気として認めていないため、患者は孤立したままだ。

電磁波過敏症の人は、各種の調査で人口の数パーセントとされていたが、最近はさらに増えていると見られている。すでにヨーロッパでは電磁波過敏症が認知され、治療や支援が行なわれている。特にスウェーデンでは、医療保険だけでなく、行政の支援制度もある。電磁波過敏症の人が住宅の電磁波低減を行なう場合は、自治体が経済的な支援やアドバイスをしてくれる。仕事を続けるため、支援を雇用主から受ける権利も認められている。電磁波過敏症の人に電磁波カットの病室を提供する病院もあるという。

世界保健機関（ＷＨＯ）は二〇〇五年一二月、ファクトシート（安全情報の文書）を発表し、電磁波過敏症の存在を初めて認めた。症状として皮膚症状（発赤《はっせき》、チクチク感、灼熱感）、神経衰弱症、自律神経系症状（倦怠感、疲労感、集中困難、めまい、吐き気、動悸、消化不良）を挙げている。ただ、電磁波によって電磁波過敏症が発症する科学的な根拠はまだないというのがＷＨＯの立場だ。

だが、両者の関連を示す研究が増えており、ＷＨＯが電磁波との関連を認めるのは遠くないかもしれない。電磁波による長期的な健康影響（非熱作用）が認められることになれば、日本の経産省や総務省は電磁波の熱作用と刺激作用だけで電磁波の安全基準を定めており、基準の抜本改正を迫られるのは必至だ。

拡がる電磁波過敏症患者を支援する運動

電磁波過敏症の人を理解・支援する運動も世界中で広がっている。カナダ西岸のコルウッド市では、二〇〇九年八月を「電磁波過敏症をみんなが知る月間」と宣言した。米国でも同様の動きが広がっている。欧州でも、ＥＵ（欧州連合）議会が二〇〇九年、電磁波過敏症の認知を求める報告書を採択した。

二〇一二年三月には、オーストリア医師会が電磁波過敏症の診断方法・治療方法のガイドラインを一般医師向けに発表した。オーストリアは、ザルツブルグ市が世界で最も厳しい電磁波基準を定めたことで知られる。全国組織の医師会が電磁波過敏症を認め、ガイドラインによる治療に乗り出した意義は大きい。

ガイドラインは、電磁波過敏症を訴える患者が増える現状に触れ、既往の症例と切り離して、新しい診断法と治療法が必要と指摘している。詳しい内容はインターネットで紹介している。明らかな原因が見つからない症状の場合、患者自身が電磁波を疑っている場合は、電磁波の可能性を検討すべきとしている。

診断の手順も、フローチャートで分かりやすく説明し、症状について詳細な質問票も紹介している。電磁波を防いだり減らしたりすることで、症状が改善するかどうか調べることを勧めている。治療方法としては、電磁波をできるだけ浴びないようにすることを最優先し、生活面の指導（運動や栄養、睡眠、ストレスの除去）や抗酸化物質の投与などを勧めている。

電磁波過敏症は、症状が悪化すると、電磁波が届かない場所でないと生活できなくなる。フランスでは二〇一一年一〇月、アルプスのふもとの洞穴で二人の女性が暮らす様子が報道された。一人は元大学職員で、大学に無線ＬＡＮが導入されてから電磁過敏症となった。皮膚が焼けるような感覚と激しい頭痛に苦しめられ、最後に逃げ込んだのが洞穴だった。もう一人は元客室乗務員で、共同生活を始めた。洞穴では同じ症状の人たちが電磁波から逃れて休んでいくという。

米国では、電磁波過敏症の人たちの避難場所として、ウェストバージニア州のグリーンバンク村が有名だ。政府が指定する「無線禁止区域」の中にある。この区域は広さが三万四〇〇〇平方キロあり、日本の四国の倍近い。国立電波天文台や米軍のスパイネットワークの重要な電波施設がある。これらの施設に受信妨害がないように、携帯電話はむろん、テレビやラジオなどの電波も禁止されている。

電磁波過敏症の人や支援団体が自ら、避難場所を開設する動きもある。南フランスのドローメにできた「フリーゾーン」はその一つだ。二〇〇八年夏に開設され、入り口で携帯電話が回収され、外部との連絡用に有線電話のボックスがある。二〇一〇年五月、北イタリアのブリシゲラの郊外の広大な公園の中にも開設された。敷地内の電磁波は、測定器で感知できるレベル以下で、ベッドと朝食を提供する建物は電磁波が完全に遮断されている。

日本でも、電磁波過敏症や化学物質過敏症の人たちの避難場所が福島県南会津町の山の中に造られた。「あらかい健康キャンプ村」として、NGOと町が協力して開設した。二年間の試験営業を経て二〇〇九年六月に正式オープンした。

一九七一年に鉱山の閉山で廃校となった小学校跡を活用している。「ケータイ、パソコン、洗剤禁止で世界一不便なキャンプ場」とうたい、新築の木造の小屋やテントで寝て、利用者たちが共同で自炊する。規則正しい生活と玄米菜食などで抵抗力や免疫力の回復を目指している。無農薬・無化学肥料の食材は、町民が提供する。

3　携帯電話の電磁波で不眠症になる

携帯電話が睡眠に悪影響を

「インソムニア」(ｉｎｓｏｍｎｉａ、不眠症)。同名の映画が二〇〇二年に上映され、不眠症の実態が描かれた。アル・パチーノが演じるベテラン刑事が、太陽が沈まない白夜のアラスカで、不眠に苦しみながら、殺人事件を捜査するストーリーだ。不眠症に苦しむ人がいま、欧米だけでなく、国内でも増えている。不眠外来や睡眠障害外来が各地に急増しているのはその表れだ。

不眠症が、携帯電話や無線ＬＡＮなどの電磁波で起きることは欧米などの多くの研究によって明らかだ。スマホや携帯電話を目覚まし代わりに枕元に置くことや、寝ながら通話やメールをする危険が指摘されても、電磁波問題をタブー視する日本では、総務省も業界もマスコミも無視してきた。

携帯電話が睡眠に悪影響することを最初に指摘したのはスウェーデンの研究グループだ。二〇〇八年に米国の「睡眠専門家協会」（ＡＰＳＳ）で、一四歳から二〇歳までの健康な若者を対象にした調査結果を報告した。

電話やメールの利用が一日五回以下のグループ、一五回以上利用するグループに分け、睡眠の質や起床などを調べた。睡眠中の体の動きを計測する機器も装着してもらった。その結果、一五回以上のグループは、利用が少ない五回以下のグループよりも、入眠や覚醒困難などの睡眠障害を多く発症した。たとえば、平均の起床時間は午前一〇時五〇分と、少ないグループよりも二時間以上遅かった。また、夜間に起きる中途覚醒や夜間の寝返りの回数も多かった。

研究グループのＧ・バーダー博士は「若者たちは、二四時間いつでも連絡が取れないと不安になる携帯電話中毒になっている」とし、不眠リスクを避けるため、携帯電話を使わない空白時間を作るべきだと呼びかけた。

携帯電話がなぜ睡眠障害を起こすのか。メカニズムの解明につながる研究結果が二〇一一年、電磁波専門誌『バイオエレクトロマグネティクス』で、アメリカとスウェーデンの共同研究グループによって発表された。携帯電話の電磁波を長時間浴びると、眠りに入るまでの時間がかかり、睡眠で最も大事な「徐波睡眠」（ＳＷＳ）つまり深い眠りが損なわれることを初めて明らかにした。

実験の参加者は一八歳から四五歳までの健康な七一人（男三五人、女三六人）で、二つのグループに分けられた。両方のグループとも、携帯電話と同じ電磁波（八八四メガヘルツ）が出る装置を頭に装着した。電磁波被ばくの有無を参加者に知らせない方法（ブラインドテスト）で行なわれ、一方のグループには午後七時半から三時間にわたって電磁波を浴びせ、他方のグループは電磁波を浴びせなかった。

一時間後の午後一一時半に消灯し、参加者たちは睡眠に入って午前六時半に起床した。脳波によって睡眠状態を調べ、起床後は睡眠の感想を聞き取った。電磁波を浴びたグループは、浴びなかったグループよりも、深い睡眠に入るまでの時間が長びき、最も深い睡眠（徐波睡眠）の継続時間は短くなった。

深い睡眠が短くなるのはどんな意味があるのか。睡眠には浅い眠り（レム睡眠）と深い眠り（ノンレム睡眠）がある。眠りに入ると最初にレム睡眠が現れ、次いでノンレム睡眠となる。ノンレム睡眠は睡眠の深さで四段階がある。第三、第四段階が「徐波睡眠」と呼ばれ、睡眠が最も深い。

この徐波睡眠の際に成長ホルモンが分泌される。昔から「寝る子は育つ」と言われるように、成長ホルモンは子どもの成長に欠かせない。大人になっても筋肉や骨の成長と維持、胃腸や肌などの修復をしてくれる。徐波睡眠が短いと長時間寝たようでも、疲労が回復した実感が得られず、眠くて仕方ないことになる。

研究代表者のB・アルネッツ教授は「携帯電話の睡眠への影響が現実のものであることを発見した」「電磁波が脳のストレス系を刺激し、眠りに就く能力を低下させている」と説明した。この研究の資金は携帯電話業界の関連団体（MMF）から出ていた。MMFは「この結果だけから、携帯電話の電波と不眠症に明確な関連があると結論を急いではいけない」と苦しい釈明をしていた。

メラトニンの激減

携帯電話の電磁波が睡眠を妨げるメカニズムも解明されてきた。「睡眠ホルモン」と呼ばれ、睡眠と覚醒のリズムを司るメラトニンが関係している。実は、三〇年以上前から、送電線や家電製品などが出す電磁波（低周波）によってメラトニンが激減することが、ネズミやサル、人の実験によって確かめられていた。

携帯電話の電磁波（高周波）を浴びても、このメラトニンは激減する。このことを最初に明らかにしたのは、ドイツの医師グループの「ケンプテン・レポート」だ。携帯基地局の周辺の住民が不眠やうつ病に悩まされる原因を明らかにした。

「シチズン・イニシアティブ・ケンプテン・ウエスト」という医師グループで、二〇〇六〜二〇〇七年に基地局の周辺で実証実験を行った。ケンプテン市はドイツ南部のバイエルン州にあり、二〇〇〇年以上の歴史と古代遺跡がある街だ。医師たちは携帯基地局が建設されることを知り、基地局が稼働する前と後（五カ月後）で周辺の住民たちの血液がどのように変化するかを調べた。

実験参加者は基地局から三〇〇メートル以内に住む二五人。基地局以外の電磁波の影響を除くため、事前に各家庭のコードレス電話や無線ＬＡＮを撤去してもらった。

基地局が稼働して五カ月後の検査で、住民たちのメラトニンの血中濃度は、平均で稼働前の五六％に減っていた。稼働の前後の睡眠の変化も、一六人が「睡眠の乱れ」を訴え、別の六人は「午前二〜四時の間に目がさめて再び眠れない」と訴えた。メラトニンの血中濃度は、眠りが深い午前二〜四時にピークとなるのが通常だから、住民たちの睡眠の乱れの訴えは明らかに異常だった。

昼間にメラトニンの濃度が増える異常も起きていた。昼間は夜間よりも血中濃度が大幅に低いはずなのに、住民たちの昼間の平均濃度は稼働前の四・五倍もあった。昼間なのに目が覚めず、疲れやイライラ、集中力の欠如が起きた。

「気分のホルモン」と呼ばれるセロトニンも激減した。参加者の八四％でセロトニンが減り、平均の減少率は四六％だった。セロトニンの減少はうつ病などの精神的な乱れに関連すると言われており、ほとんどすべての住民が「抑うつ的な気分」や「病的な眠さ」、「食欲の乱れ」などを経験していた。

携帯電話よりも周波数が低い放送用電波を浴びても、メラトニンの濃度が減ることが報告されている。スイスのT・アベリン教授たちの研究で、短波放送局の周辺で住民のメラトニンの変化を調べた。住民たちに知らせず、放送局の電波が三日間止められた。減っていたメラトニン濃度が正常値に戻った。電磁波への感受性や睡眠の乱れが住民らに起きたため、放送局は一九九七年に止められた。

不眠やうつ病などの体調不良が携帯電話の電磁波によるものかどうか、メラトニンの濃度変化が判断の指標となる。ただし、濃度変化はすぐには起きないので、測定時期の選択が大事だ。「ケンプテン・レポート」では基地局の稼働から五カ月後に測定していたが、ドイツの別の住民調査でも、基地局の稼働から三カ月後ではあまり変化せず、六カ月後の測定時に濃度が急減したと報告されている。

就寝前や就寝中に浴びる電磁波は、昼間に出会う電磁波よりもずっと危険だ。せめて、携帯電話を枕元に置くことはやめるべきだろう。

スマートフォンを目覚まし代わりに枕元に置いたり、寝る前に友人と通話やメールをしたりする人が多い。こんな携帯電話の使い方はぜひやめてほしい。

4　アルツハイマー病のアミロイドベータ、電磁波で増加

アルツハイマーと高圧送電線

アルツハイマー病になると記憶の喪失が起きる。考え方や話し方、行動にも変化が起こる。原因は不明とされてきたが、欧米では以前から、高圧送電線や電気製品などの電磁波との関連が研究されてきた。中でも注目を集めたのが二〇〇九年にスイス・ベルン大の研究グループが行った大規模な疫学調査だ。

研究グループは、スイスの三〇歳以上の四七〇万人の集団で、一九九〇年から二〇〇〇年までに死亡した人たちの中から、アルツハイマー病が死因の九二〇〇人を選んだ。死者の住所から高圧送電線（二二万～三八万ボルト）までの距離を調べ、五〇メートル以内、五〇～二〇〇メートル、二〇〇～五〇〇メートル、それ以上の地域に分け、発症率を比べた。

五〇メートル以内に住んでいた人は、住む年数が長いほど、アルツハイマー病になるリスクが大きくなる結果が出た。たとえば、五年以上住んだ人のリスクは一・五一倍、一〇年以上は一・七八倍、最大のリスクは一五年以上の二倍だった。距離が五〇〇メートル以上の人はリスクがなかった。各距離のリスクを比べた相手は、高圧送電線から六〇〇メートル以上離れて電磁波の影響を受けない地域に住む人たちだ。

研究グループのアンケ・ハス博士は「高圧送電線から五〇メートル以内に住む人はスイスの全人口の〇・三％なので、影響は小さい」と説明した。日本では、高圧送電線の下やそばに建つ住宅は見慣れた風景だ。この研究結果は、日本に住む人たちにとって重大な意味を持つ。だが、国内でこうした調査は行なわれていない。

マンションの床下や天井裏、壁の中を通る屋内配線から出る強力な電磁波に気づかないまま、昼夜別なく浴び続けて体調を壊す人が少なくない。

奈良市郊外のマンションで起きた健康被害もその一つだ。主婦が床下の電気室から出る電磁波を七年間も浴び続けて若年性認知症のようになった。マンション二階の部屋を一家が購入したのは一九九四年。一年後から疲労感がつのるようになった。夜眠れなくなり、いつも頭に霧がかかったような感じだった。

記憶力や判断力が悪くなり、五年後のある日、異変が起きた。子どもが通う幼稚園の発表会で、子どもたちが使う道具を母親で分担して作ることになった。毛糸を五〇回巻いてぼんぼりを作るだけの簡単な作業のはずだった。自宅で取りかかると、毛糸を巻き始めて途中で頭がボーっとなった。何回巻いているのか判らなくなった。わずか一〇個のぼんぼりを作るのに三時間以上もかかった。

「もしかして若年性の認知症になったのかと思った。なぜ、こんな簡単なこともできなくなったのかと情けなかった」。不眠症が続き、二〜三時間ごとに目が覚めた。鍵などの忘れ物が増えた。クリーニング店に行こうと外に出ても、どこに行くはずなのか忘れた。テレビドラマを見ても筋が分からなくなった。その日の日付や曜日がすぐには出てこなくなった。

記憶力がなくなる恐怖と闘う毎日となった。「真っ暗なトンネルの中にいて、出口が見えない状態でした。蛍光灯が一つ一つ消えていく感じだった」。眠れない夜、天井の照明のコードを見て自殺を考えたこともあったという。

体調不良の原因は偶然分かった。都内で単身赴任中の夫と一緒に住もうと、引っ越し準備を始めた。不在となる自宅を賃貸に出すため、建物の周辺を見て回った時、一階に関西電力の電気室があった。ちょうど自宅の寝室の真下だった。

「そういえば、眠れない時、寝室から出て居間のソファに移ると、よく寝ることができたことを思い出した」と主婦は言った。電磁波測定器を購入して調べると、寝室の床の上で五〇ミリガウスを軽く超えた。高圧送電線の直下よりも高い値だった。電力室の内部を調べると、六六〇〇ボルトの大きな変圧器から黒いケーブルが何本も出て、寝室の真下にあたる天井をはうように伸びていた。

主婦が都内のマンションに引っ越すと、以前のような症状は消えた。だが、電磁波過敏症になり、電子レンジなどのそばに行くと頭が痛くなった。

頭に小さなラクナ梗塞が見つかった。ラクナ梗塞は、脳の奥にある細い血管が詰まってその部分の神経細胞に酸素や栄養が届かなくなり、死滅してしまう。物忘れや手の震え、舌のもつれなど軽い症状が出るが、すぐに消えるために見逃しがちだ。ラクナ梗塞が進行すると、アルツハイマー病などの痴ほうになることがある。主婦は医者から勧められ、健康のために犬を連れて散歩を続けている。

興味深い研究結果がある。二〇〇七年、米国・南カリフォルニア大の研究グループは、カリフォルニア州の八つのアルツハイマー病センターの患者一五二七人を、かつて従事していた職場の電磁波の曝露量で分け、発症リスクを調べた。すると、全く曝露のない職場のグループと比べ、パイロットや洋裁、仕立て業、溶接工といった「高曝露グループ」のリスクは二・九倍と高かった。電気工事士や鉄道労働者などの「中ぐらい浴びるグループ」のリスクも一・九倍あった。

二〇〇八年、スペイン・バレンシア大の研究グループが、それまでに世界中で報告された一四件の疫学調査のデータを分析し、総合評価した。その結果をもとに「職場で電磁波を長時間浴びると、アルツハイマー病の発症リスクが倍増する」と発表し、電磁波とアルツハイマー病の関連を裏付けた。

職場の疫学調査によって電磁波とアルツハイマー病の関連を確認できたのは、発生源が明確で、測定する電磁波のレベルも高かったからだ。職場と比べ、家庭の電磁波は発生源、強さ、種類が様々だから、アルツハイマー病のリスクを電磁波と関連付ける疫学調査を行なうのは難しい。個々の症例以外に報告はない。

アミロイドベータが異常に

なぜ電磁波を長期間浴びるとアルツハイマー病になりやすいのか、その仕組みは長年不明だった。二〇〇七年、電磁波を浴びると脳の細胞内にアルツハイマー病特有のたんぱく質が増えることが、イタリアのE・D・ジュディチェらの研究チームによって発見され、この分野の研究が本格化した。

アルツハイマー病の特徴は、アミロイドベータ（Aβ）というたんぱく質が脳内に異常にたまることだ。このAβは、変化する前のたんぱく質（Aβ前駆体たんぱく質、APP）が酵素によって分解されて生じる。

イタリアの研究グループは、このたんぱく質の遺伝子を取り込んだ脳腫瘍の細胞（H4）

を使い、電磁波の影響を調べた。送電線や家電製品から出るのと同じ電磁波（五〇ヘルツ、三万一〇〇〇ミリガウス）を一八時間浴びせた細胞と、浴びせなかった細胞について、それぞれの生存率とAβの生成量を調べた。

生存率は両方とも一〇〇%ながら、Aβの生成量は、電磁波を浴びた細胞群が浴びなかった細胞群の一・八倍あった。Aβの中でも悪性が強くてアルツハイマー病患者に多いAβ42も、電磁波を浴びた群は浴びなかった群の一・三倍生じた。この結果をもとに、研究グループは「低周波の電磁波がAβの分泌を促進することが細胞実験で初めて明らかになった」と説明している。

イタリアのグループの発見は細胞実験だったが、動物実験でも電磁波が脳内のAβを増やすことが確かめられた。中国の第四軍医科大のD・ジャングらの研究グループによるネズミを使った実験結果もある。研究成果は二〇一三年、二〇一六年と二回にわたり、著名な専門誌などで発表された。

研究グループが使った電磁波は、生体影響が大きいとされるパルス状のものだ。二〇一三年の実験では、ネズミを五つのグループに分けた。一つのグループ（比較用のコントロール群）には電磁波を浴びせず、他の四つのグループのそれぞれにパルス状の電磁波を連続で一〇〇回、一〇〇〇回、一万回、一〇万回ずつ浴びせた。四カ月後、八カ月後にそれぞれの脳の「海馬」を調べた。すると、電磁波を浴びた回数が多いグループほど、Aβが多くたまっていた。海馬は脳の短期記憶をつかさどり、アルツハイマー病になると最も影響を受けて縮小する部分だ。

二〇一六年に発表された実験では、ネズミの各グループにパルス状の電磁波を毎日、八カ月間浴びせた。四カ月後、八カ月後に記憶や空間認識（アルツハイマー病で失われる能力の一つ）のテスト（水迷路テスト）を行った。電磁波を浴びなかったコントロール群に比べ、浴びた群は明らかにテストの成績が悪かった。

八カ月後に各グループを解剖し、海馬に生じたAβの量を調べた。毎日浴びるパルスの回数が多いグループほど、Aβの生成量が急激に増えていた。たとえば、一日一〇万回のパルスを浴びたグループのAβ量は、一日一〇〇回のパルスを浴びたグループの四倍も多かった。アルツハイマー病の進行に影響が大きいオリゴマーと呼ばれるAβも、パルスの回数が増えるほど、生成量が増えていた。

これまで紹介した研究からも、電磁波がアルツハイマー病の有力な原因であることは確実になった。電気設備や工業ミシン、電気溶接など、電磁波が強い労働現場だけでなく、携帯電話や無線ＬＡＮなどが出すパルス状の高周波の電磁波が増えている家庭でも、電磁波のシールドなどの対策・注意が必要だ。

5　電磁波で精子のDNA異常と奇形、男性不妊の原因に

精子の減少

男性の精子の数が世界中で激減している。この半世紀で半減し、減り方も年々加速中との研究結果が二〇二二年一一月に出た。イスラエル・ヘブライ大の研究者らが学術誌『ヒューマン・リプロダクション・アップデイツ』に発表し、反響を呼んだ。また、二〇〇六年、日本を含めた国際共同研究で、日本男子の精子が欧米と比べて最低レベルだと報告された。なぜ減るのか。電磁波が疑われている。

かつて環境ホルモンで精子が減ると言われた。だが、ずっと以前から精子が電磁波の影響を受けやすいと言われてきた。第二次大戦中に米国で開発された軍事レーダーの操作員に、白内障と無精子症が多いと報告された。低周波の電磁波を浴びる職場で働く人の子ど

もに女子が多いことも分かった。一九九六年のイエメンでの研究で、変電所で働く男性の子どもは男八人に対し女は五四人と七倍だった。

電磁波を浴びると、なぜ精子に影響が出るのか。原因は不明とされていたが、最近、電磁波の影響をはっきり示す研究結果が相次いでいる。

最初の指摘は二〇〇六年一〇月の米国の生殖医学会だった。「携帯電話の使用時間が長いと精子の数が減り、質も悪化する」と、米国とインドの研究グループが疫学調査の結果を発表した。翌年の学会誌で詳しい研究内容が紹介された。

研究グループは、インドの病院で不妊相談窓口を訪れた男性三六一人の精子と携帯電話の使用状況を調べた。インドを選んだのは、携帯電話を全く使わない人たちがこの地域にいて、携帯電話を使う人たちと比較できると考えたからだ。

携帯電話の使用時間と精子の数（精液一ccあたり）が比べられた。携帯電話を全く使わないグループ（四〇人）の精子の数は平均八五八九万個だった。一方、携帯電話を使うグループは、毎日の使用時間が二時間以内の人（一〇七人）は平均六九〇三万個、二〜四時間の人（一〇〇人）は平均五八八七万個、四時間超の人（一一四人）は平均五〇三〇万個で、明らかに使用時間が長い人ほど、精子の数が減っていた。

精子の質も調べた。元気に運動する精子の割合（運動率）は、携帯電話を全く使わないグループでは六八％だったのに比べ、前記の使用時間別のグループではそれぞれ六五％、五五％、四五％だった。頭や尾が変形した奇形の精子を除いた正常な精子の割合（奇形率）も、全く携帯電話を使わないグループが四〇％だったのに比べ、使用グループは時間帯別でそれぞれ三一％、二一％、一八％と低かった。

結果をまとめると、携帯電話を長く使う人ほど、精子の数が減り、元気な精子が少なく、正常な精子が減って奇形の精子が増える傾向だった。ちなみに、世界保健機関（WHO）は「男性不妊」の目安として、精子数二〇〇〇万個以下、運動率五〇％以下、奇形率一五％以下を挙げている。男性に原因がある不妊症が増えており、携帯電話の電磁波が新たな原因となっている可能性が指摘された。

さらに衝撃的な研究結果が二〇〇九年七月、オーストラリアのニューカッスル大のR・アイトケン教授らの研究グループから発表された。携帯電話と同じ電磁波を人の精子に直接浴びせる実験を行なった結果だ。

実験には、同大の学生二二人から提供された精子が使われ、六段階の強さの電磁波を、それぞれ一六時間ずつ浴びせた。浴びせた電磁波の強さ（SAR、比吸収率）は、最小で〇・四（ワット／kg）。これは、携帯電話の安全基準のSAR二・〇（ワット／kg）の五分の一しかなく、安全な範囲のはずだった。

ところが、最小を含め六段階すべての電磁波で、精子の細胞内に活性酸素が発生し、DNAが切断された。電磁波が強いほどDNA切断の細胞が増えた。

精子の細胞内のＤＮＡが活性酸素によって切断される仕組みも明らかになった。アイトケン教授は「精子のＤＮＡが傷つくと、不妊や流産だけでなく、生まれる子どもが白血病のような病気を発症しやすい」と説明した。さらに、電磁波曝露を避けるため、携帯電話をズボンのポケットに入れないように呼びかけた。

電磁波を浴びて生じる活性酸素は、呼吸でも生まれるが、通常は体内で作られる抗酸化酵素などで消去される。しかし、電磁波を浴びて活性酸素が体内にたまりすぎると、精巣の精子が攻撃されるようになる。精子の細胞は、オタマジャクシのような形で細胞膜が薄いため、活性酸素の攻撃で傷つきやすい。

男性の不妊症を防ぐには

こうした多くの研究結果を受け、携帯電話が精子に悪影響を与える危険の啓蒙運動も行なわれた。英国の「セイブ・ザ・メン」（男性を救え）も一例だ。商店街などの男子トイレに貼られたポスターは、ジーパンのポケットに入れた携帯電話と精子が並ぶ絵で、「あなたの未来はあなた次第」と警鐘を鳴らした。

男性の不妊症を防ぐには、携帯電話はカバンなどに入れ、特に、精子を作るこう丸から離すことが最も大事だ。それだけでは足りない。携帯電話と同じ電磁波（高周波）は、無線ＬＡＮだけでなく、無線機能を持つパソコンからも出る。男性不妊を招く危険は日常生活に潜んでおり、これらの製品にも注意が必要だ。

電磁波のほかにも、熱の影響にも注意が必要だ。二〇一一年二月、若者やビジネスマンに人気の携帯型ノートパソコンをひざの上で使い続けると、男性不妊の原因になると、米国・ニューヨーク州立大ストーニーブルック校の泌尿器学者Y・シェイキン博士らが専門誌で警鐘を鳴らした。

精子が作られる精巣は熱に弱いからだ。昔から、料理人など、仕事で熱を扱う職業の人に不妊症が多いとされてきたのは、このためだ。シェイキン博士らは、精子への熱の影響を調べる中で、携帯型パソコンの使い方に着目した。パソコン内部の温度はセ氏七〇度以上にもなる。デスクトップパソコンなどが冷却用ファンを内蔵しているのは、この放熱対策だ。持ち運びが便利な薄型ノートパソコンをひざの上で使うと、熱による悪影響が出るのではないかと博士は考えた。

実験に男性二九人（二一～三五歳）がボランティアで参加した。ノートパソコンをひざの上に載せ、精巣が入った陰嚢（睾丸の袋）の表面温度を一分ごとに自動測定した。両ひざを閉じた姿勢では、一一分後に温度上昇が一度に達し、一時間後に二・五度上がった。パソコンの下とひざの間にパッドを入れても、一四分後に一度上がり、一時間後に二・一度上がった。パソコンの熱がこもらないように両ひざを七〇度開いた姿勢でも、二八分後に一度上昇、一時間後に一・五度上昇した。

陰嚢の温度上昇が一度以上だと、精子が損傷するとされている。上記の実験結果から、パソコンの熱が精子に悪影響することが裏付けられた。

ひざの上で使っていたノートパソコンをテーブルの上で使うように改めたら、三カ月で妊娠した英国の夫妻がいる。二〇一二年一一月五日の『デイリーメイル』紙で紹介され、生後一一カ月の元気な赤ちゃんを抱く夫妻の写真と記事が出た。

夫婦は長い間、子どもに恵まれず、二〇一〇年一〇月、夫が病院で精子の検査を受けた。精子の数は受精に十分なのに、顕微鏡で見ると、精子の尾がコイル状に頭に巻き付いていた。典型的な熱による精子の損傷だった。精子はグルグル回るだけで、卵子まで泳いで到達できないことを示していた。

病院の医師は問診で、夫がひざの上でパソコンを使うことを聞き出し、パソコンをテーブルの上で使うよう勧めた。夫が忠告に従って三カ月後、妻は妊娠した。夫は記事で、ノートパソコンをひざの上で使わないように呼びかけ、「男性は生殖器について話したがらないが、恐れずに取り組んでほしい」と訴えていた。

6　携帯基地局の周辺で白血病や脳腫瘍など異常症状が続発

一家を襲った携帯基地局の電磁波

携帯電話の基地局の周辺で、ひどい頭痛や鼻血、めまい、不眠などの症状に苦しむ人が増えている。自宅を捨てて放浪する「電磁波難民」となる人もいる。

家族全員が異常な症状に苦しみながら、力を合わせて安全なマンションを取り戻した医師夫妻が沖縄県那覇市にいる。夫妻は「この体験を多くの人に伝えなければ、自分たちと同じことが起こる」と仕事を犠牲に講演活動を続けた。

携帯基地局の電磁波で家族全員が体調を崩したのは、新城哲治さんと妻の明美さん、四人の子どもたちだ。一家が住んでいた一〇階建てマンションに二〇〇〇年、八〇〇メガヘルツの基地局が設置された。四年後の二〇〇四年暮れ、最上階の見晴らしのよい部屋が空いたので、夫妻は購入して引っ越した。基地局のアンテナや電源装置が部屋の真上にあることに気づかなかった。

四年後の二〇〇八年三月、マンション屋上にさらに二ギガヘルツの基地局の設備が増設された。増設後から、異常な症状が次々と一家を襲い始めた。

最初は長女の鼻血だった。朝になると枕やふとんが真っ赤に汚れていた。学校でも鼻血が止まらず、制服を血だらけにして帰宅し、半日以上も出血が続いた。耳鼻科で鼻の動脈を電気メスで焼いて止血した。数日後、反対側の動脈からも出血し、救急病院に運ばれた。二女も「耳が押されている感じ」と訴え始めた。耳鼻科に通ったが、原因不明だった。三女も鼻血を出した。それから週に三、四回鼻血を出した。いつも居間のソファに座っている時だった。長男も、勉強中に意識が遠のく感じになり、脈拍が一分間に二〇〇回も打つ頻脈や不整脈が出た。

新城さん自身も、頭痛や不眠に悩まされ、眠るために大量の飲酒をするようになった。午前一時頃に眠っても午前三時には頭痛で目が覚めた。妻の明美さんも、めまいや頭痛で苦しんだ。話してもロレツが回らず、何を話したか忘れて同じ事を繰り返す記憶障害も出た。右手はビリビリ電気が流れるように感じ、痛みで動かせなくなった。「生きていても意味がない」と思い、車が行き交う国道に飛び出した。そばで目撃した人が止めてくれ、間一髪、助かった。

ペットの犬も吐血と下血を繰り返した。病院で点滴を受けて回復しても、家に戻ると再び吐血した。毎週のように部屋の電球が切れ、テレビも映らなくなった。

携帯電話の基地局を疑い始めたのは二〇〇八年の秋。明美さんが外を眺めていると、屋上で人が動いているのが見えた。携帯基地局の補修で来た作業員と分かった。「もしかしたら」とインターネットで検索した。基地局の電磁波で多くの健康被害が出ていた。「自分たちの症状とそっくりだ」。携帯電話会社のＫＤＤＩや、電波行政を担当する総務省に電話をかけて相談した。「電磁波は基準値以内なので健康に全く影響はない」とあしらわれた。日本の基準自体が、ヨーロッパなどの数百倍も甘く設定されており、基準はないも同然だったが、この「からくり」は知らなかった。症状は悪化する一方で、夫妻は電磁波による症状に違いないと思った。

明美さんは、夫を説得して同年一〇月、少し離れたウイークリーマンションに一家で避難することを決断した。子どもたちのランドセルや教科書、制服、着替えなど最小限の物を車に積み、一家は泣きながら引っ越したという。

引っ越して一週間ほど経つと、家族全員の症状がめざましく改善した。子どもたちの鼻血が止まり、長男の不整脈も治まった。夫妻の頭痛やめまいが消え、はしを持てないほど痛みがひどかった明美さんの右腕も動くようになった。その後、一家は別の賃貸マンションを見つけて移り、平穏な生活が戻った。

住民も一家と同じ健康被害

「あの激烈な症状は基地局の電磁波のせいだったのだ」。夫妻の確信を後押ししたのが、当時、新城さんが勤めていた琉球大医学部の矢ケ崎克馬名誉教授から教わった「すべての公害は症状が優先する」という言葉だ。さまざまな症状が出ること自体、国の電磁波の基準値が安全でないからだと夫妻は確信した。

何も知らずに電磁波を浴び続けているマンションの住民たちに、自分たちの体験を伝えなければと夫妻は考えた。同年一二月、まず、携帯電話会社の担当者に会い、現状報告と基地局の撤去を強く申し出た。翌日にはマンションの理事会で一家の健康被害を報告し、全世帯への説明会を三回開いてもらった。多くの住民が新城さん一家と同様の症状を抱えていることが分かった。

夫妻は戸別訪問して聞き取り調査をした。住民の多くはそれまで、自身の体調不良が「更年期障害」などのせいと考え、電磁波との関係を疑う人はいなかった。全四六世帯のうち、二一世帯で体調変化が家族に及んでいた。頭痛やめまい、耳鳴り、関節痛、鼻血の頻発、視力低下で、新城さん一家の症状と同じだった。

夫妻と同じ一〇階に住む五〇歳代の女性は、基地局が増設された二〇〇八年春から耳鳴りが始まり、就寝時に後頭部に強い衝撃を感じていた。下の階の親類宅に移ると症状が軽くなるので、その部屋で寝起きをしていた。九階の五〇歳代の女性は、朝起きて鼻をかむと血のかたまりが毎日のよう出た。住民説明会に出た後、夫や子どもに聞くと、自分と同様に鼻血を出していたことが分かった。

部屋の電球がすぐに切れ、固定電話が故障し、冷蔵庫やテレビが壊れた住民も多かった。基地局の電波が向かいのビルで反射し、被害を拡大したようだ。

マンションの理事会は基地局の契約更新をしないことを決議し、携帯電話会社に早期の撤去を求めた。二〇〇九年二月に二ギガヘルツの増設分、同年六月に八〇〇メガヘルツの電波が停められ、同年八月に基地局の全設備が撤去された。

基地局が撤去されて三カ月後、新城さん夫妻は再び、住民の健康調査を行った。前回の調査で住民四九人に延べ一七〇あった症状は、八分の一の二二に減っていた。二ギガヘルツのアンテナの増設後に目立った倦怠感やイライラ感、しびれ、意識障害、鼻血はすべて消えた。残った症状は、頭痛とめまい、関節痛、不眠、耳鳴りなどだった。また、家電製品の異常や故障もなくなった。

新城さん夫妻は撤去後、マンションに戻った。一連の経過はその後、雑誌や本などで紹介され、多くの人から問い合わせがあった。夫妻は、基地局の電磁波の危険性を知らせようと二〇一一年、基地局問題にかかわる全国の仲間に呼びかけ、「携帯電話基地局問題を知らせる会」を結成した。夫妻は「電磁波の危険を伝えるためなら、全国どこへでも行こう」

と講演を続け、回数は一〇〇件を超えた。休日返上で無理を重ねたためか、新城さんは脳梗塞となり、講演活動は中断した。リハビリをしながら、民間病院に移って医師を続けている。

携帯基地局の電磁波が原因で、白血病も発症している。世界的に有名な悲劇はスペイン・バリャドリード市の小学校で起きた。学校から五〇メートルほど離れた場所に二〇〇一年、アンテナが三六個も付いた巨大な携帯基地局が建てられた。一年半後、四五〇人の児童のうち、四人が相次いで白血病や悪性リンパ腫を発症した。親たちは「撤去するまで子どもを通学させない」と反対運動を続け、裁判所の決定で基地局が撤去された。翌年春に七歳の少女が骨髄移植のかいなく死亡した。この悲劇が伝えられ、基地局のリスクに世界中の関心が集まるきっかけとなった。

米国でも、カリフォルニア州のサンジエゴ州立大で二〇〇八年から二〇一〇年にかけ、「脳腫瘍の集団発生」が起きた。携帯基地局が屋上にある建物の向かいの建物で、研究や勉強をしていた学生七人が相次ぎ、脳腫瘍で最も悪性の神経膠芽腫で死亡した。二九歳の大学院生の息子を失った母親バージニア・ファーバーさんの訴えによってマスコミで取り上げられ、社会問題となった。

日本でも福岡県糸島市で、二つの基地局にはさまれた泊地区で住民たちに鼻血、耳鳴り、流産、白血病などが相次いだ。基地局から一〇〇メートルの家に住む高校生が白血病で死亡した。基地局撤去を求める住民運動が二〇一六年春に起きた。

7　増える脱毛や耳下腺腫瘍、携帯電話のリスク高まる

脱毛者の増加

最近、若者たちの薄毛や脱毛症が増えている。若者だけでなく、年配者も例外ではない。なぜ、こんなに脱毛で悩む人たちが増えているのか。

携帯電話の電磁波が原因とみられる一七歳の女子高校生の脱毛症がネットで取り上げられていた。栃木県内の総合病院で一年間治療したが、脱毛が止まらず、全頭が脱毛した。脱毛は耳の上部と側頭の上部で始まった。かなりの頻度の携帯電話の使用がわかり、使用中止を提言したという。その後、毎日、朝夕と昼休みの温足浴などを行ない、サプリメントと亜鉛を摂取するように提案した。その結果、髪が再び生え始め、八カ月後には元通りになった。事例を紹介したシャンプー専門店の店主は「電磁波という目に見えない要因で

脱毛症を引き起こした可能性があることを知ってほしい」と記している。

国内では、電磁波と脱毛の関係を調査・研究した例がないため、脱毛との因果関係が公表されることはない。この店主によると、電磁波を毎日浴びる時間が長い職種の人に脱毛が目立つという。たとえば、ハイパワー無線機やコンピューターを操作する人、長距離のトラックやタクシーの運転手、レントゲン技師など。

店主は、電磁波の発生源となっている機器の使用を中止したり、その他の発生源のルートを突き止めて距離を離したりすると、症状が改善するという。

脱毛と電磁波の関連は、欧米でも取り上げられている。携帯電話によって毛根のDNAが破壊されることが実験で初めて報告され、注目を集めた。国内では報道されていないので、詳しく紹介したい。

トルコのセムラ・テペ・カム博士らの研究で、二〇一二年、国際放射線生物学雑誌に掲載された。携帯電話の電磁波による毛根への影響を調べたところ、短時間の照射でも毛根細胞のDNAが切断されることが分かった。実験では、八人に協力してもらい、それぞれ、携帯電話（九〇〇メガヘルツ）を一五分間と三〇分間ずつ通話してもらった。実験前と実験後に、耳の後ろの毛髪を抜いて毛根の細胞のDNAの一本鎖が破壊されるかどうか、コメットアッセイ（DNA損傷の直接検出法）という方法で調べた。

一五分間または三〇分間の通話によって、携帯電話に近い毛根の細胞はDNAの一本鎖の破壊が増えていた。しかも、その増加は、一五分間の通話の場合に比べ、三〇分間の通話の場合の方が顕著に多かった。

結論として、携帯電話の電磁波を短時間（一五分または三〇分）浴びると、耳のまわりの毛根細胞で、ＤＮＡの一本鎖が顕著に切断されたと報告している。

髪のＤＮＡ損傷

電磁波によって毛根細胞のＤＮＡが損傷することが初めて明らかになった。このＤＮＡ損傷と脱毛の関係については、上記の研究の三年前、二〇〇九年にエジプトのエル・ドミアチ教授らの研究グループが専門誌で発表していた。

研究グループの実験では、頭が脱毛した男性一五人から、はげた前頭部の細胞を採取した。はげていない男性五人の細胞も比較のために採取した。

はげた部位から採取した細胞標本は、はげてない男性の標本や、はげた男性の後頭部（はげていない部分）から採取した標本と比べても、明らかにＤＮＡ修復タンパク質（ＸＲＣＣ１）が増えていた。同時に、ＡＰエンドヌクレアーゼというＤＮＡ修復酵素（ＤＮＡ複製の際に生じた障害を修復する酵素）が顕著に減っていた。つまり、はげた男性の頭でＤＮＡの破壊が起きたため、懸命にその修復が試みられていることを示していた。

この結果をもとに、ドミアチ教授らは「男性の脱毛患者の前頭部のはげた部分は増殖速度が遅くなっている。これは、細胞の修復能力を超えたＤＮＡ損傷が増えていることを示すものだ」と説明している。

髪のＤＮＡ損傷については、日本の東京医科歯科大の西村栄美教授も二〇〇九年に「白髪はＤＮＡ損傷で起きる」という興味深い研究結果を、米国の医学誌『セル』で発表している。老化やストレスなどで白髪になるのは、色素を作る細胞のもとになる毛根部の色素幹細胞がＤＮＡの損傷を修復できずに枯渇するからだという。同教授は、このことをマウスの実験で突き止めた。

毛髪は、毛根にある「毛母細胞」が細胞分裂して次々と新しい細胞になる。この新しい細胞は、毛母細胞の間に散らばる色素細胞が作るメラニンを受け取って毛の色を決めてから、上方に次々と押し上げられて髪となる。つまり、毛の細胞が生まれた時には色素はまだなく、透明なのだ。この細胞がたとえば紫外線を大量に浴びるとダメージを受け、髪の成長が止まる。色素がまだできていないので、白髪になるというわけだ。

電磁波を浴びると脱毛の進むことが上述の研究などから明らかだが、携帯電話の電磁波の影響は脱毛に限らない。意外な腫瘍が増えている。耳下腺腫瘍だ。第一章３「急増する携帯電話による耳下腺がん」で紹介した通りだ。

8　難病ALS、超低周波電磁波が危険因子か、溶接工などにリスク

ALSと電磁波の関係

ALS、筋萎縮性側索硬化症《きんいしゅくせいそくさくこうかしょう》と聞いても分からないかもしれない。二〇二四年三月五日に判決が出た「ALS患者嘱託殺人事件」は記憶に新しいと思う。この事件で亡くなった女性（当時五一歳）が患った病気がALSだった。

全身の筋肉が徐々に動かなくなる難病で、女性が安楽死を選んだ経緯は、女性のブログ「ALS患者　タンゴレオの挑戦―安楽死を認めて」〈死を待つだけ、苦しみだけの毎日から解放されるべく、人権を求める戦い〉に詳しい。

ALSは筋肉の神経細胞が侵され、診断から数年で亡くなる。原因不明とされるが、危険因子と指摘されてきたのが「超低周波磁界」と「電気ショック」だ。

最初に報告したのは米国のＤ・Ｍ・ディーペンだ。一九八六年、電気関連の職業に発症リスクがあると発表した。一九七七年から一九七九年にかけて特定されたＡＬＳの患者五一八人と対照五一八人を比較した。電気曝露を受ける職業の発症リスクは三・八倍で、意識障害を起こす電気ショック（電撃）のリスクも二・八倍あった。

次いで、米国のグナルソンは一九九一年の報告で、患者三二人の症例対照研究でリスクは一・五倍と報告した。グナルソンはさらに一九九二年、患者を電気工、溶接工、超低周波曝露者に分けて症例対照を行ない、電気工と溶接工で有意な増加を認め、特に溶接工のリスクは三・七倍だった。シュルテの一九九六年の発表では、電話交換手、発電所操作員、電気修理工でＡＬＳの死亡率が増加した。スティックランドは症例対照研究で溶接工やはんだ工、電力会社社員でＡＬＳが有意に増加したと報告した。米国のサビッツは一九九八年、電力会社労働者のコホート（登録集団）から、勤続年数が増えるにつれてＡＬＳの危険度が増加したと発表した。

これまでは職業との関連の調査が中心だったが、新たにＡＬＳと電磁波曝露の関連を調べる大規模な疫学研究が始まった。注目されたのは、二〇〇三年七月の専門誌に掲載されたスウェーデンのニクラス・ホーカンソンのコホート研究だ。「高レベルの磁場に暴露された溶接工及びその他の労働者における神経変性疾患」と題し、男五三万七六九二人、女一八万五二九人を登録したスウェーデンの工場労働者の集団について、一九八五年から一九九六年まで、ALS発症者の追跡調査を行った。四段階の曝露群に分けて調べ、最も高い曝露を受けたグループの発症リスクは、二・二倍（九五％信頼区間一・一〜四・七）だった。

最近の疫学研究では、二〇一七年のオランダ・ユトレヒト大のトム・クーマンらのコホート研究が注目された。男五万八二七九人、女六万二五七三人を登録し、一九八六年から一七・三年間にわたって追跡調査をした。この間に男七六人、女六〇人がALSで死亡し、全員について超低周波（ELF）の磁場の職業曝露の程度を調べた。超低周波磁場の曝露を受けた人々の死亡リスクは、基準（バックグラウンド）と比べ、低い曝露で一・五七倍、高い曝露では二・一九倍だった。

この研究でALSのリスクが高い職業の例に挙げられたのが、電線配線工や溶接工のほか、縫製労働者やパイロットだ。高い磁場の曝露を受ける理由として、多くの電気を使う設備のそばに配置される職業だと研究者は説明している。

この研究では、ALS発症の危険因子と疑われていた溶剤や農薬、鉛などの重金属も、電気ショックの曝露とともに、ALSの死亡率との関連が調べられた。その結果、超低周波の磁場への職業曝露だけがALS死亡率と有意な関連を示した。超低周波磁場による曝露とALSの関連を示す補強証拠と注目された。

他の国でも疫学調査が進められ、アイルランド、イタリア、オランダ三カ国の「ユーロ・モーター・プロジェクト」でALSの症例一三二三例と対照二七〇四例について調べた。二〇一九年、オランダのスーザン・ピーターズらが、バックグラウンドを超えた超低周波磁場の曝露によるリスクは一・一六倍（同一・〇一〜一・三三）と報告した。二〇二〇年、イランのハメド・ジャリリマンらが過去の二七論文を分析したメタアナリシスで、超低周波磁場への職業曝露のリスクが一・二〇倍（同一・〇五〜一・三八）で、電磁波がALSの危険因子である可能性を示したと報告した。

増える患者とリスクを高める環境因子

ALSのリスクを高める環境因子を突き止めれば、その曝露を排除・軽減することで病気の予防が可能となる。この「予防原則」の思想は欧州で受け入れられており、ALSの危険因子を探す疫学研究が熱心に行なわれているといえる。

ALSは、筋肉を動かす神経が損なわれ、脳からの命令が伝わらなくなる。手足やのど、舌、呼吸に必要な筋肉が徐々にやせて力がなくなる。その一方で、視力や聴力、内臓機能は保たれるので、目の動きで意思疎通する人が多い。

この病気にかかる人が徐々に増えている。厚生労働省の調査によると、一九七五年には四一六人だった患者が、二〇〇五年に七三〇二人と急増、二〇一四年には九九五〇人となった。さらに、二〇二〇年度には、特定疾患の医療助成を受ける人だけで一万五一四人と一万人を超えた。性別では男性が多く、女性の一・三〜一・五倍だった。

米国では、野球選手のルー・ゲーリック（一九〇三～一九四一）が患ったことから、ALSは「ルー・ゲーリック病」と言われる。ゲーリックは、普段から電気マッサージを受けており、電気が発症に関係したのではと疑われた。日本でも、ALSに罹った陸上競技選手がコーチから電気マッサージを受けた例がある。

ALSの発症と超低周波磁場の関連を示す疫学調査を紹介してきたが、思い当たる節がいくつかある。筆者が二〇年近く前に取材したALS患者の男性は、発症前にアルミの精錬工場で働いていたと、目の動きを使った文字盤で説明した。アルミは「電気の缶詰」と言うほど、その精練（アルミナの電気分解）に大量の電気を使う。男性の説明を聞き、発症に電気が関係したのではと考えたことを思い出す。

前述の疫学調査で再三、電磁波曝露の職業として溶接工が挙げられている。国内の労働現場の電磁波調査でも、電気溶接で最大一万ミリガウスを超す強い磁場を浴びている実態が報告された。筆者の『告発・電磁波公害』（緑風出版）の「過酷な労働現場の電磁波問題、棚上げされた実態報告書」で紹介している。

溶接や電力など、電気を大量に使う労働現場でなくても、いまや普通の職場や日常生活でも強い電磁波を浴びる機会が多い。コンピューター（冷却ファン）、モーターを使う各種電気器具、盗難防止装置、車の充電器、医療機器、事務機器、電気カーペットなどから、数十～数百ミリガウスの超低周波磁場が出ている。二〇〇七年にWHO（世界保健機関）

が「四ミリガウス以上で白血病の可能性」と発表した後も、日本は超低周波磁場の上限は二〇〇〇ミリガウスと、欧米では考えられないほど甘い基準を決めた。このため、便利さを売りに各種機器が規制なしで販売されている。

どのくらい強い電磁波が出ているのか、測定して確かめるしかない。かつては数万円と高価だった電磁波測定器（通称ガウスメーター）がいまでは数千円程度で、ネット通販で購入できる。実際に測ると予想もしなかった高い数字に驚くはずだ。あとは「君子、危うきに近寄らず」を実践するだけだ。

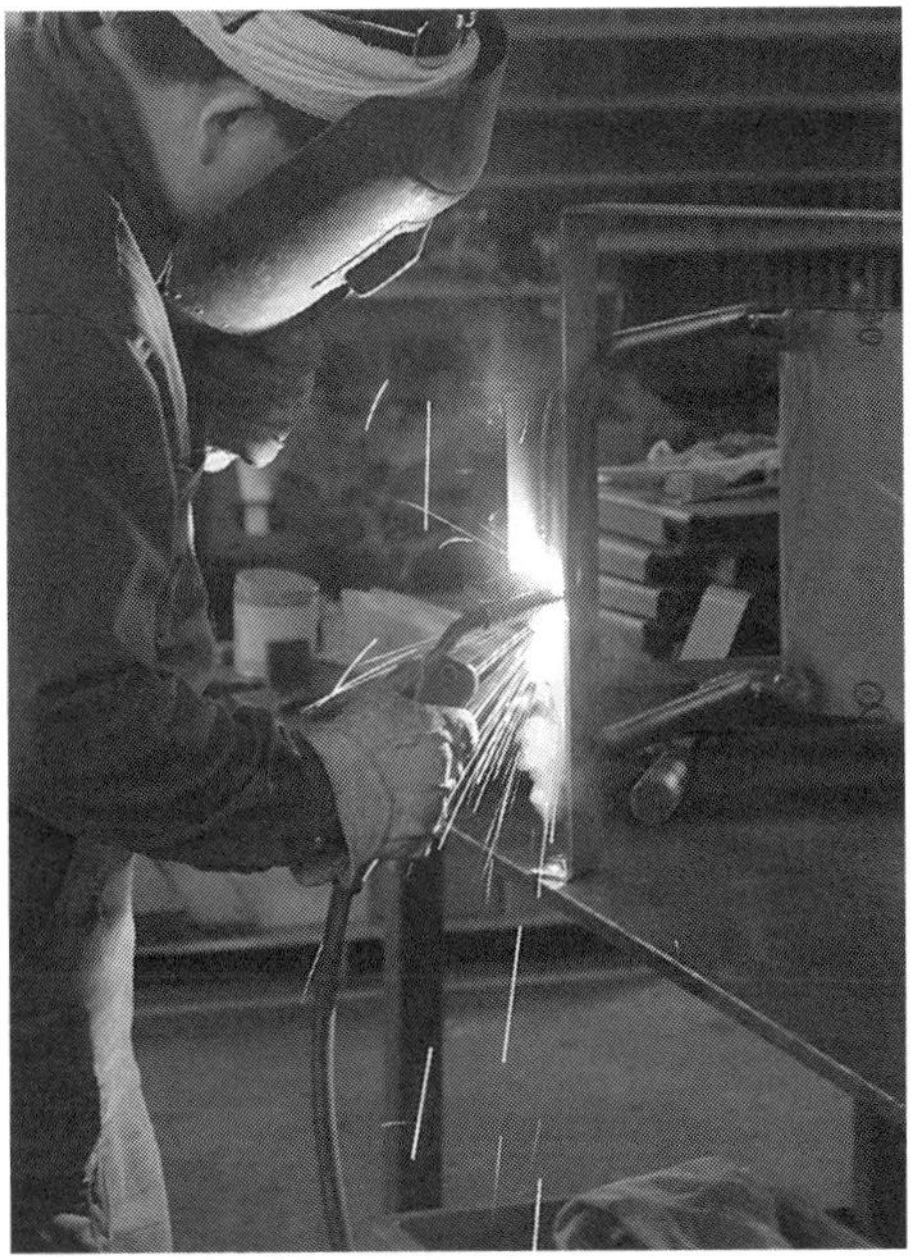

電気溶接の現場。生殖器への影響を避けるため、腰に鉛入りの防護帯を巻くところもあるという＝群馬県高崎市内で

さらに、携帯基地局や無線ＬＡＮなどが出す高周波（マイクロ波）にも、ＡＬＳの発症リスクがあるかもしれない。二〇一九年九月の専門誌『エンバイロンメンタル・リサー

チ』で、フランス・リモージュ大のハイメ・ルナらが、ALSと携帯基地局のアンテナから出る高周波に有意な関連が認められると発表した。

フランス中部のリムーザン地方の七四七の町を対象に調査が行なわれた。この地域（一万六九四二平方キロ）でALSを発症した三一二例について、基地局から出る高周波の強さとの関連を調べた。高周波の暴露がない地域と比べ、最も強い曝露の地域のリスクは一・八倍だった。曝露が一ボルト／メートル（電力密度で〇・二六マイクロワット／平方センチ）増えるごとにリスクが上がり、この勾配効果は有意だった。こうした危険因子が今後増えるかもしれない。

第三章　激増する電磁波、発生源は

1　電車に乗れない人々、交通機関の電磁波汚染

電車内での電磁波の反射

電磁波過敏症の集会で、「電車に乗ると気分が悪くなる」と訴える女性がいた。電車通勤が不可能となり、慶応大の講師の職を失ったそうだ。電磁波が充満する電車に乗れず、休職や退職に追い込まれる人たち「電磁波難民」が増えている。

同じような症状は、大勢の人が一緒にいる会議室や満員のエレベーターでも起きる。電磁波が充満していることに多くの人は気づかないでいる。

電車の中の電磁波がどれほど強いのか、測定すると驚くはずだ。電磁波問題に取り組む女性が測定した例では、首都圏の通勤路線のＪＲ横須賀線の電車（新橋～品川）で、高周波測定器の値は一一・三五マイクロワット／平方センチだった。車内に五〇～六〇人程度

の乗客がいたといい、発生源は乗客の携帯電話の電波としか考えられない。この値は、健康影響が出ない値として欧米で勧告されている規制値（屋外で〇・一マイクロワット／平方センチ）をはるかに超え、一〇〇倍以上だ。なぜ、戸外では問題ないのに、電車の中だと体調が悪くなるのか。電車の中で電磁波が強まるメカニズムを、世界で初めて明らかにしたのが東北大理学部の本堂毅・准教授だ。二〇〇二年、「電車の中は携帯電話の電磁波で電子レンジ状態になっている」という衝撃的な報告をまとめ、世界中から注目された。

研究結果は、『日本物理学会論文誌』（英文）に掲載され、金属で囲まれた電車内で携帯電話の電磁波が反射して強めあうことを理論的に証明した。さらに、大型コンテナやエレベーターを使った実証実験も行ない、金属の壁で電波が反射を繰り返し、内部で電磁波の強度が高まることを実測データで明らかにした。

この報告に対し、電波行政担当の総務省や携帯電話業界などは、「携帯電話の電磁波は距離の二乗に反比例して弱まるから問題ない」と懸命に反論した。この反論は見当違いで、屋外のような開放空間でしか成り立たない空論だった。

本堂さんの論文がきっかけで、電車のような「閉鎖空間」では逆に電磁波が強め合うことが、世界中で広く認められるようになった。欧米の国々では、電車やエレベーターでは携帯電話の使用を控えるように勧めている。たとえば、携帯電話の普及が世界で最も早かった国の一つ、イスラエルの保健省も二〇〇八年七月、携帯電話の使い方のガイドラインで、子どもの使用制限とともに、エレベーターや電車などの閉鎖空間での使用は避けるように勧告している。

飛行機の電子機器が狂うからと、搭乗客の携帯電話の使用が禁止されるようになったのも、電波が閉鎖空間の中で反射して充満するからだ。

電車やエレベーターなどの内部で電磁波が強いのは、金属の壁で電波が反射し合うためばかりではない。電波が壁で遮られて外に出にくくなるからだ。携帯電話は戸外の携帯基地局とつながろうと、最大出力で電波を出すようになる。長いトンネルの中で車が渋滞したり、満員のバスやエレベーターの中に長くいたり、窓のない会議室に大人数が長時間いたりすると、普段なら何ともない人でも、内部にこもった電磁波を浴び続け、体調が悪くなるのは当然の結果といえる。

携帯電話のもう一つの盲点は、電磁波の反射によって、閉鎖空間に電磁波が非常に強い「ホットスポット」が生じる現象だ。大型コンテナを使った本堂さんたちの実証実験でも、電波の発生源の無線機からかなり離れた場所に、無線機のそばよりも強いホットスポットが見つかった。この電磁波のホットスポットは、かげろうのように動く。原発事故の放射能のホットスポットの場所は測定器で突き止めることが可能だ。だが、電磁波のホットスポットは、そのつど、出る場所を測定器で調べないと分からない。

携帯電話の電磁波のホットスポットの現れ方を知る貴重な報告（二〇〇四年）がある。

沼津工業高等専門学校の学生たちが金属閉鎖空間の反射を調べた実験だ。「学生実験における環境電磁波の測定」のタイトルで、インターネットで公開していた。

実験では、鉄製エレベーター（幅一・四メートル、奥行き一・三メートル、高さ二・三メートル）のドアを閉めたり開けたりして、四台の携帯電話を通常使う位置（高さ一・一メートル）でかけ、お互いを呼び出した。エレベーター内の空間を一〇センチ刻みで区分けし、それぞれの電磁波の強度を測定器で測った。

携帯電話を「呼び出し中」にすると、ドアが開いた状態では〇・二〜〇・四ミリワット／平方センチ（二〇〇〜四〇〇マイクロワット／平方センチ）の強度なのに、ドアを閉めた状態では、測定器の測定限界（一ミリワット／平方センチ）を越えるホットスポットが、ほぼ五〇センチおきに現れた。ドアを開けると、すぐにホットスポットが消え、それまで「圏外」だった携帯電話が受信可能になった。ドアを再び閉じると、ほぼ五秒後にホットスポットが現れた。

実験が終わると、参加した学生三人と指導教官の全員が頭痛を訴え、学生の一人は船酔いの状態を訴えた。実験結果のまとめとして、「身近な生活空間の意外な場面で、強い電磁波にさらされる可能性があることがわかった」「病院などの公共施設、金属に囲まれている場所や圏外を表示している場所では、積極的に携帯電話の電源を切るなど、使用者のモラルの向上が必要だ」と指摘している。

電車の電磁波問題

新幹線を含めて電車には、別の電磁波の問題もある。床下の動力源のモーターから低周波の電磁波が出ている。電磁波の強さについて、環境省の「平成一六（二〇〇四）年度・生活環境中電磁界に係る調査報告書」に詳しいデータがある。

「都内の電車・地下鉄（沿線・車内）」の項目で、電車の磁界は、山手線や私鉄のように、膝上で一マイクロテスラ（一〇ミリガウス）を下回る電車がある一方で、最大一〇二・三マイクロテスラ（一〇二三ミリガウス）の電車もある。さらに、最新のVVFインバーター電車のリアクトル（コイルを巻いた装置）の真上で最大八〇〇〇マイクロテスラ（八万ミリガウス）という衝撃の値も紹介している。このVVFインバーター（可変電圧可変周波数制御）は速度制御が容易となるので、新型車両として各鉄道会社が導入を進めている。

「新幹線」の項目では、最大で二六マイクロテスラ（二六〇ミリガウス）とある。「リニアモーターカー」の項目では、床で最大六〇〇〜四〇〇〇マイクロテスラ（六〇〇〇〜四万ミリガウス）もある。多くの人が利用する新幹線だが、電磁波が強いのを気にする人もいる。実際に、新幹線に乗ると肩が凝ったり疲れたりするという人も多い。この問題は以前から指摘されていながら、全く報道されていない。四ミリガウス以上で小児白血病のリスク、一六ミリガウス以上で妊娠女性に流産のリスクがあるという研究報告が出ているのに、どう対処したらいいのか。

電磁波測定器を持っている人は、自分で測定して電磁波の弱い座席を選ぶことができる。だが、測定器を持っていない人でも、電磁波の弱い車両を選ぶ手がかりがある。動力源のモーターがついた車両は、ＪＲの場合は、車両の外側や車内のドアの上部に車種を示すナンバーが付いている。モーターを示す「モ」が付いた「クモ」などの車両はモーター付きだ。つまり動力車両で、これは避けた方がいい。一方、「サ」の付いた車両はモーターなしの付随車両なので、電磁波が弱いことが分かる。車両の屋根のパンタグラフの有無も目安となる。

電車に乗るたびにお腹が痛くなる人たちがいる。通勤電車の中や会議中、授業中などに何度もお腹が痛み、そのたびにトイレに駆け込む。下痢や便秘を繰り返し、病院の内視鏡検査で小腸や大腸を調べても、見た目はきれいだ。原因不明のまま、過敏性腸症候群（ＩＢＳ）と診断される。ＩＢＳは世界中で増えており、欧米では人口の一〜二割、消化器内科の患者の三割を占めると言われるほどだ。

下痢の不安から通勤電車の途中駅のトイレの位置をすべてチェックする人もいる。ラジオ番組に出演中に突然の便意を我慢できず、全部漏らした漫才師や、外科手術のたびに便意に襲われ、研究職に転職した医師も報告されている。

ＩＢＳの患者が急増する中で、電磁波との関連が指摘され始めた。患者自身の声もこの関連を裏付けている。電磁波との関連を調べる研究がいま求められている。

2　発見困難な忍者型の偽装基地局が急増

偽装アンテナ

携帯電話の基地局は遠くからでもよく見えた。多くの携帯電話端末と交信するため、どこからでも見える（電波が邪魔されずに届く）必要があるからだ。ところが、どこにあるか分からない偽装アンテナ「忍者型」が増えてきた。風景に溶け込んで違和感を減らす効果と電磁波への住民の不安を抑える狙いがある。

二〇一〇年、京都市消防局の待機宿舎に設置された基地局を、住民が偽装アンテナと見破って撤去させた例がある。工事が終わって建物の壁を覆った青いシートが外されても、最初は、周辺住民のだれも基地局と気づかなかった。

通常の基地局は、三方向を向いた三本のアンテナがひとまとめに設置される。ところが、この偽装アンテナは一本ずつ、建物の別々の壁に雨樋のように設置されていた。発見のきっかけは、マンションの基地局の撤去運動に参加した人が通りがかり、不審に思ったからだ。待機宿舎と隣接する保育所の職員に「これは携帯基地局ではないか」と知らせ、ようやく基地局の設置に気づいた。

アンテナから保育所まで四メートルほどの距離で、子どもらが毎日出入りする玄関に面していた。保育所の職員らが調べると、設置業者は京都市に対し「周辺住民の了解を得た」と虚偽の説明をして、基地局の建設許可を取っていた。

驚いた住民らは基地局の影響について勉強会を開いた。設置業者に説明を求める会合は、住民が会場からあふれるほど集まった。一〇〇メートルほど先に小学校があり、住民らは子どもの健康を心配した。基地局撤去の署名運動が始まり、五千人を超す署名が集まり、市議会議員も応援し、携帯電話会社は撤退を表明した。

住民たちが調べると、建物も土地も京都市の所有で、市には携帯電話会社から賃貸料が年間一七五万円入る契約だった。待機宿舎の外壁から円筒状の偽装アンテナは撤去されたが、筆者が訪れた時、雨樋を外したような跡が残っていた。

基地局の偽装は、欧米で始まり、世界中で増えている。偽装のやり方には土地柄が表れている。たとえば米国では、森林地帯なら大きな樹木に見せかけ、崖の上なら岩、牧草地ならば貯水タンク、砂漠地帯なら巨大サボテン、市街地では時計塔や野球場のネットといった具合だ。

自然物への偽装が多い米国に比べ、ヨーロッパでは教会の尖塔の利用が目立つ。教会は資金難で、携帯電話会社の多額な賃貸料と引き換えに、教会のシンボルの十字架の尖塔に携帯基地局のアンテナが組み込まれている。日本でもかつて、都市部で寺や教会の建物に地下変電所が併設された例と似ている。

欧米には偽装アンテナの専門会社があり、立地条件にあわせてオリジナルアンテナを製作している。たとえば、アリゾナ州にある専門会社のホームページには多くのデザインや製品が紹介されている。松の木やヤシの木に擬装したもの、ビル屋上の四隅にプラスチック製のフェンスを設けて内側にアンテナを隠すやり方もある。

日本でも基地局の偽装は二〇年ほど前から始まり、やり方は年々巧妙になっている。枝や葉を付けて松や杉に偽装したもの、ランプをつけて街灯に見せかけたもの、神社の格子戸の奥に潜ませたもの、高圧送電線の鉄塔に紛れ込ませたものなどだ。偽装用カバーは、成型しやすくて電波を通すプラスチックが使われる。

最近増えているのが、京都市の例のように、アンテナをビルの外壁に潜ませる方法だ。各地の自治体に景観条例が作られ、屋根や屋上から飛び出たアンテナは目立って景観を害すると規制され始めたためだ。アンテナの色も壁と同じ色に塗られており、通りを歩いていても気づかれない。

基地局情報を国が業界ぐるみで隠す

アンテナの偽装の増加と歩調を合わせるように、基地局の数が急増している。携帯各社が高速通信規格「ＬＴＥ」の導入を進め、基地局の整備に力を入れてきたからだ。全国の基地局の数は、二〇一一年の約三〇万局に対し、二〇一三年は約五二万局、二〇一五年は約六七万局と、わずか四年で倍以上に増えた。二〇二四年一月には、九三万局を超えた。新通信規格の第五世代（５Ｇ）の小型基地局を含めると総計一〇九万局になる。

基地局をどこにいくつ建てるかは、携帯電話各社が独自に決めている。総務省で電波行政を担当する各地の出先機関（総合通信局）に申請し、許可を受ける。国が建築の許可を出す際、他社の基地局への影響などはチェックしても、周辺住民の反対の有無は考慮されないのが実態だ。建設の際に周辺住民に知らせることも義務化されていない。基地局が建って年月が過ぎ、周辺住民が体調悪化で基地局の存在に気づいて撤去を求めても、応じてもらえず、泣き寝入りが多い。住民が基地局の出力などのデータを問い合わせても秘密にされる。

電磁波の影響を受けるのは周辺住民なのに、なぜ、理不尽な事態が起きるのか。最大の理由は、国が携帯電話を普及させるため、業界を保護してきたからだ。

その端的な例を紹介する。二〇〇三年、東京都内のＮＰＯ「市民科学研究室」が、携帯基地局から出る電磁波の影響を調べようと調査を始めた。調査地域として東京都国立市を選び、電磁波の測定器を使って調べ、二三基の基地局を見つけることができた。さらに他の基地局についても情報公開を総務省に申請したが、出てきた資料は、基地局の住所のすべてが黒く塗りつぶされていた。

ＮＰＯは「黒く塗りつぶしたのはなぜか」と質問したら、総務省の回答は「破壊活動防止のため」というものだった。「テロが起きて携帯基地局がつぶされ、通信機能が麻痺したらまずいので、住所は教えません」と説明されたという。

ＮＰＯは納得できず、裁判に持ち込むかどうかまで考えた。だが、国を相手にした場合の膨大な訴訟費用と労力を考えて取りやめた。

基地局の偽装が進み、基地局の位置情報も、国が携帯電話業界ぐるみで隠す日本。この徹底した秘密主義と異なり、欧米では基地局のデータは公開され、住民が自由に入手できる。たとえば英国では、インターネットで自分の地域を開くと新たな基地局の計画や、基地局がどこに建っていて、どのくらいの強さの電波が出ているのかなど、基本データを全部知ることができる。基地局の高さや出力、携帯電話会社の名前も掲載されている。

基地局のデータが公開されれば、住民は、どの場所で電磁波が強くてどの場所が弱いか、判断材料を得ることができる。新たな設置計画が事前に公表されれば、どこに作ったらベストか、修正を含めて住民の合意で建設することが可能だ。

ビルが密集した都市部では、基地局から出る電波が建物の壁で反射して増幅したり、局地的に弱くなって電波の空白地域が生まれたりする。だからこそ、住民にとって、基地局の所在地や周辺の電磁波の強さのデータが必要になる。京都市の偽装例のように、そばに学校や病院などがあれば、事前に電磁波の影響を精査しなくてはならない。欧米のように携帯基地局の情報公開が欠かせない。

「高速大容量」「多数同時接続」を売りにした新通信規格・第五世代（５Ｇ）のネットワークが全国の都市部で始まっている。電波の直進性が強いので、本格運用には多くの小型基地局（マイクロセル）を数十～百メートルごとに設置する必要がある。膨大な数になるため、建物の屋上などの他、道路の交通信号設備や街灯、電柱、道路のマンホール、屋根付きバス停などに設ける案が出ている。これらの設備の大半を所有する自治体の協力がどうなるのか、注目する必要がある。

すでに東京都は「５Ｇアンテナ基地局等設置、ワンストップ窓口」を設けて、都有財産の建物などの提供を二〇二一年から始めている。携帯電話会社への提供物件は二〇二三年九月に計二五〇局で、年々増えている。だが、建物や位置などの情報は隠されたままである。

3　コードレス電話は室内の最強の発生源

コードレス電話は何が問題か

「コードレス電話で話していると、頭が重くなり、まぶたが上がらなくなる」。こんな悩みを聞くことがある。白内障がひどくなった人もいる。原因は、コードレス電話機から出る高周波の電磁波に気づかないまま、浴び続けたためとみられる。

最近は多機能のスマートフォンに主座を奪われた格好だが、デジタル式のコードレス電話（DEC）は、ファクス機能付きもあり、室内で子機を自由に持ち運べると根強い人気だ。欧米では、家庭の中の高周波の発生源で、携帯電話よりも危険だとの報告が相次ぎ、各国は固定電話への切り替えを勧告している。だが、国内では多くの人が「携帯電話より安全だから」と思い込んで使っている。

コードレス電話は、電話回線に直結した親機と、自由に持ち運べる子機から構成される。両方は高周波（二・四五ギガヘルツ）の電磁波を互いに発信してつながる。「携帯電話よりはるかに小さい出力だから安全」と説明されている。だが、電磁波の危険に直結する不都合なことは隠されている。

この電話には電磁波の強さを調整する機能がないため、親機は常に同じ強さの電波を出す。たとえば、親機から一メートルの距離で子機を使う場合も、一〇〇メートル離れた場所で使う場合も、電磁波の強さは同じだ。携帯電話は、電波の状態に応じて自動的に最大出力の一〇〇分の一ほどに出力を下げる機能があるのと大違いだ。

コードレス電話からは、携帯電話よりもはるかに強い電磁波を、使用者の頭や顔などに浴びせている。顔や首に赤い発疹ができたり、耳が痛くなったり、さまざまな異常が生じる原因は、この電磁波のためだと報告されている。

さらに、デジタル式のコードレス電話は、親機や子機の電源が入っている限り、電波を出しっぱなしだ。旧式（アナログ式）のコードレス電話は、子機を使わない時は親機も電波を出さない仕組みだった。だが、一九九九年から市場に出たデジタル式コードレス電話は、すぐに使える便利さを売りに、親機から常に電波を出し続ける仕組みになった。強い電磁波を出し続けるこうした事実は、説明書には記載されておらず、ほとんどの人が知らずに使っている。

デジタル式のコードレス電話の親機から、どのくらい強い電磁波が出ているのか。驚くべき数値がいろいろな機関から報告されており、その一例として、英国で調べたデータを紹介する。親機から二メートル離れた場所で一・五マイクロワット／平方センチ、一メートル離れた場所では九マイクロワット／平方センチだ。ともに、携帯電話の基地局から一〇〇メートルほど離れた場所の電磁波よりも強い値だ。コードレス電話のある部屋にいる限り、この強い電磁波をだれもが浴び続けることになる。

ちなみに、高周波の電磁波を世界で最も厳しく取り締まるオーストリア・ザルツブルグ市の規制値は〇・〇〇〇一マイクロワット／平方センチで、パリは一・〇マイクロワット／平方センチ、スイスも四マイクロワット／平方センチ以下が規制値だ。こうした値と比べても、いかにコードレス電話の電磁波が強いかが分かる。

コードレス電話の危険性

電源が入っている限り、電磁波を夜昼なく出し続けるコードレス電話について、欧米の専門家らは「家の中に携帯電話のミニ基地局を持ちこんでいるのと同じだ」と警告する。携帯電話より一〇〇倍も危険だと指摘する専門家もいる。携帯電話と脳腫瘍の疫学研究で知られるスウェーデンのハーデル博士らが、コードレス電話の使用と脳腫瘍の関連を調べたところ、「コードレス電話を一〇年以上使っていると、脳腫瘍のリスクが二・三倍になる」と報告している。
　ドイツやスイス、イスラエルなどの政府機関も相次ぎ、「コードレス電話は家庭内の高周波の電磁波の最強の発生源だ」とし、代わりに固定電話を使うよう勧告している。二〇一〇年にイスラエルの保健省がその危険を指摘した際も、「コードレス電話は携帯電話の電磁波を浴びるよりも悪い」と説明したほどだ。

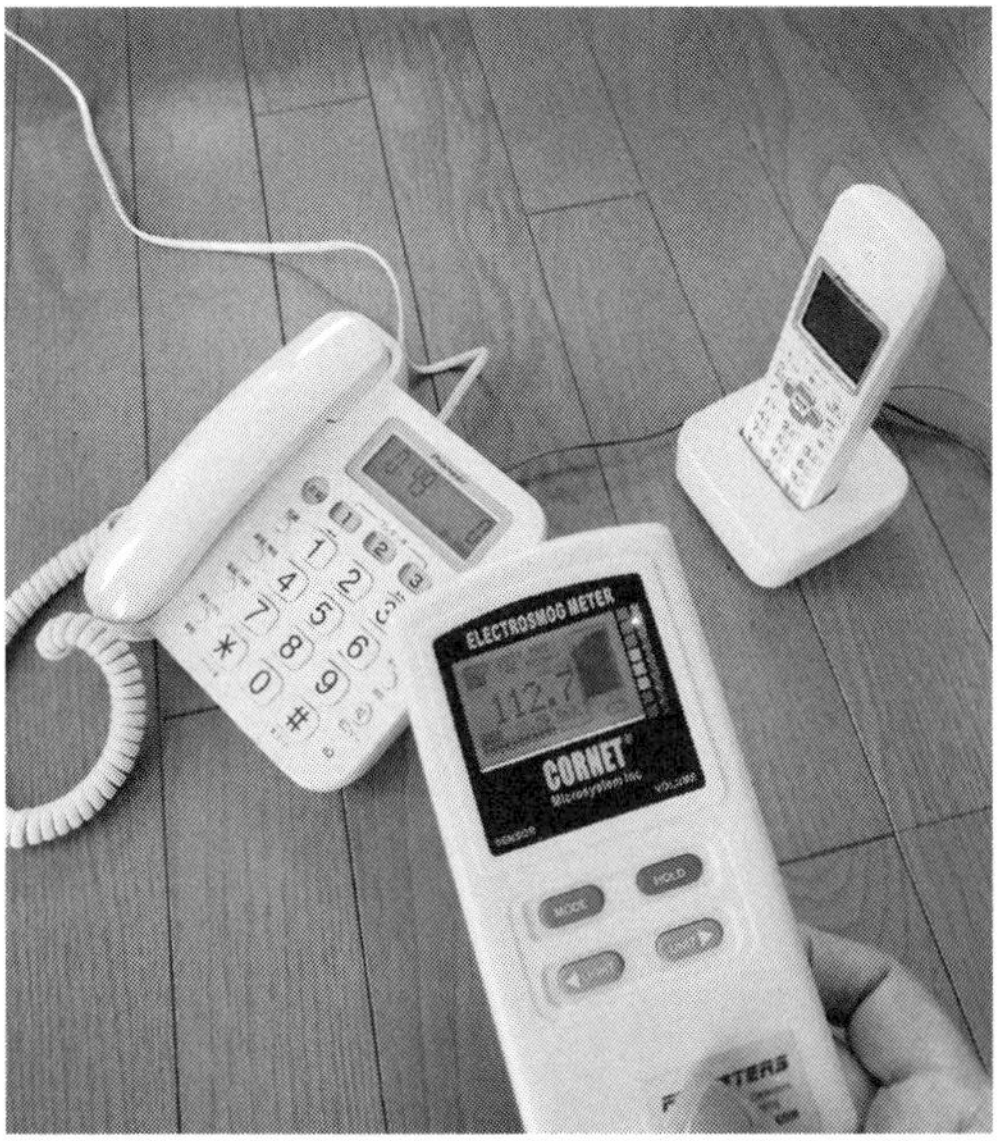

コードレス電話の親機（アンテナ内蔵式）は、電磁波の強さを調整する機能はなく、同じ強さの電磁波を出す。

　日本でも、こうしたコードレス電話の危険について、意外なきっかけで気づいた例がある。電磁波問題に長年取り組んできた鎌倉市の主婦が、ある日、マンションの友人宅を訪れた。居間の窓から携帯電話の基地局が見えるので、室内の電磁波の強さを調べようと、持参した簡易な高周波測定器のスイッチを入れた。すると、測定限界（〇・二マイクロワット／平方センチ）を超えて測定不能となった。

主婦らは当初、四〇〇メートルほど離れた建物の屋上に立つ基地局の一〇本ほどのアンテナの影響ではないかと考えた。ふと、室内に置かれたコードレス電話の親機にアンテナがあるのに気づき、電源コードをコンセントから抜いてみた。測定器の数値はみるみる下がり、〇・〇〇〇五マイクロワット／平方センチになった。

つまり、測定限界を超すほど強い電磁波の発生源は、携帯電話の基地局ではなく、コードレス電話の親機だった。思いもかけない発見に驚いた友人宅では、とりあえず、電磁波をシールドするため、親機のアンテナと電話機本体を料理用のアルミホイルで覆ったら、数値が大幅に下がったという。

主婦はその後、測定範囲が広い高周波測定器でコードレス電話を測定し直した。親機から一メートル離れた場所で二九マイクロワット／平方センチだった。これは、携帯基地局から一〇メートルほど離れた場所で測定されるような強力な値だった。

筆者にも同じような経験があるので紹介したい。転勤先の事務机の上にコードレス電話の親機があり、台所の棚にも子機が置かれていた。着任して三カ月ほど経つと、親機に近い左腕のひじ部分が痛み、腕全体がしびれるようになった。原因を調べるうちに思い当たったのが、親機に付いたアンテナだ。電話機の説明書を読むと、二・四ギガヘルツの電磁波を使用と記していた。つまり、電子レンジと同じ周波数の高周波が常時アンテナから出ていた。高周波測定器で調べると、腕を置いていた位置（親機から四〇センチほど）で一マイクロワット／平方センチを超え、アンテナのそばで一〇マイクロワット／平方センチを超えた。高周波の電磁波をさえぎる布（シールドクロス）でアンテナを覆うと、〇・一〜〇・三マイクロワット／平方センチまで下がった。さらに減らそうとシールドクロスを何枚もアンテナに巻き付けたり、アルミホイルで覆ったりしても、それ以下には減らなかった。親機の本体全体から電磁波が漏れ出ているようだ。

通常の固定電話機に取り換えようと電器店を回ったが、どの売り場もデジタル式のコードレス電話ばかりだった。四店目で留守番録音やメモリー付きの固定電話を見つけた。これと取り換えると、それ以来、腕のしびれが消えた。

欧米では、固定電話に取り替えなくても、コードレス電話を安全に使う方法として、①仕事などをする机の上、寝室などの長時間いる場所に親機は置かず、ふだん近づかない場所に置く、②使用時間を短縮することを勧めている。

4　保育器の電磁波で心拍に異変、ＳＩＤＳも電磁波と関連か

保育器からの電磁波

乳児たちが育つ病院の保育器が電磁波に包まれている。二〇一二年八月、医学誌『アーリー・ヒューマン・デベロップメント』に「新生児のメラトニン生産は保育器が出す磁場の影響を受けるか」という題で、イタリア・シエナ大の小児科研究者らが研究結果を発表した。未熟児や新生児を入れる保育器から強い電磁波が出ており、新生児の心拍変動を変化させていることが分かった。

シエナ大のカーロ・ベリエーニ博士らは、保育器四機種のマットレスの上で磁場を測定した。重病の新生児を移送する保育器で最大三五七ミリガウスあり、一般の保育器でも最大八八・四ミリガウスと強かった。保育器には、温度や湿度を調整するヒーターやモータ

ーが付いており、これらが強い電磁波の発生源だった。

未熟児は数カ月間、保育器で過ごす。強い磁場の環境でどんな健康影響が出るのか、ベリエーニ博士らはさらに研究を進めた。その結果、新生児の心拍変動（ＨＲＶ）が変化することが分かり、今回、発表した。

ＨＲＶは瞬間的な心拍率の変化を示し、自律神経の異変の指標となる。新生児二七人について、保育器のモーターの電源を入れた状態（八・九ミリガウス）と電源を切った状態（〇・九ミリガウス）で各五分、再び電源を入れた状態で五分、計一五分、ＨＲＶを測定した。ＨＲＶの成分を分析した結果、電源オフでは副交感神経が優位だったのに、電源が入ると副交感神経と交感神経のバランスが乱れた。この自律神経の乱れは頻脈や動悸、血圧変化を起こす。保育器から、自律神経のバランスを乱すほど強い電磁波を発生している問題が初めて明らかになった。

日本でも、保育器が出す電磁波について先進的な研究が行なわれていた。一九九八年の日本新生児看護学会で、「ＮＩＣＵにおける電磁波環境」と題して日鋼記念病院の看護師らが報告した。保育器には、乳児の体温維持のための送風機や熱源がある。こうした電気装置が電磁波を出す実態は国内では知られてなかった。

看護師たちは一九九七年七月、外国製のＡ、Ｂ二機種を調べた。保育器の内部と周辺を一〇センチ間隔で格子状に区切り、各点の磁場の分布を測定した。保育器内部の磁場強度は、保育器Ａが最大値で二二・八ミリガウスに対し、保育器Ｂは一一・二ミリガウスだった。新生児の頭部の位置で比べると、その差が四倍もあった。具体的には、保育器Ａは、乳児の頭部位置で九・九ミリガウスだったのに対し、保育器Ｂは頭部位置で二・三ミリガウスと四分の一だった。電磁波の発生源は、保育器の操作盤（パワーパック）のヒーターや送風ファンのモーターと考えられるとしている。

結論として、未熟児などのハイリスク児を養育する保育器の電磁波の実態として、「（磁場は）私たちの環境よりも数倍大きい」とし、「新生児をパワーパックに近づけない工夫や配慮が重要」「今後は保育器メーカーにパワーパックのシールドなど、電磁波の軽減がのぞまれる」としている。

低周波の電磁波が三〜四ミリガウスでも小児白血病が倍増するとして、ＷＨＯは低周波の発がん可能性を認めている。保育器から出る電磁波が乳幼児の健康にとって悪いことは明らかだ。乳幼児突然死症候群（ＳＩＤＳ）は原因不明とされてきたが、電磁波との関連についても、前述の心拍変動（ＨＲＶ）の異常からもさらに調査する必要がある。

ベビーモニターからも

乳幼児のそばで使われる「ベビーモニター」も電磁波の強い発生源だ。赤ちゃんの泣き声を枕元で感知し、高周波の電波で、離れた母親の受信機に伝える仕組みだ。声や音のほか画像も伝える高性能機種も販売されている。

ベビーモニターは赤ちゃんを一人で寝かせる習慣がある欧米で普及した。日本でも使う家庭が増えている。いつでも赤ちゃんの様子を知ることができて親は家事や余暇を楽しめると、メーカーは便利さや安心感をアピールしている。だが、ベビーモニターが出す電磁波の危険性については全く触れていない。

機種によっては、使用説明書に「注意事項」として、「二・四ギガヘルツの電波を飛ばしている。同じ周波数を使う製品などがあると、画面にノイズや雑音が発生するが、故障ではない」とか「パソコン、ゲーム機、電子レンジなどを近くで使うと、ノイズが出やすいので、そばで使わない」などと記している。つまり、電子レンジや無線ＬＡＮと同じ周波数の電波を使っているためだ。互いに混信すると認めながら、混信の仕組みや理由を明らかにしていない。

ベビーモニターから出る電磁波が赤ちゃんの健康に悪影響を及ぼす危険は、欧米で以前から大きな問題になり、使用を控えるように呼びかけている。

中でも、スイス政府（連邦公衆健康局）は、危険を減らすため、ベビーモニターの電磁波の放出量が最も少ない機種を「ブルーエンゼル」と名付け、推奨している。三〇センチ離れた距離で電磁波の強さが〇・〇〇三五マイクロワット／平方センチで、市販機種（〇・二〜二・〇マイクロワット／平方センチ）と比べ、百倍以上も弱い。

スイス政府はホームページで、電磁波の危険性を紹介する警告文とともに、ベビーモニターから出る電磁波について分かりやすく説明している。まず、機種の違いとして、電磁波を常に発信するタイプと、一定以上の大きさの音を感知すると電磁波を発信するタイプについて紹介し、ビデオモニター画面が付いた機種は電磁波を持続的に発信すると指摘している。高性能の機種ほど電磁波を常時出している訳だが、こうした特徴を日本では消費者に知らせていない。

この警告文では、各機種の電磁波の強さをグラフで示している。たとえば、ベビーモニターから二〇センチの距離で、ある機種は制限値（国際非電離放射線防護委員会ＩＣＮＩＲＰの電磁波基準値）の二八分の一なのに、別の機種は三分の一と一〇倍も強い。一メートル離れると前者が基準の九三分の一、後者は九分の一と小さくなる。

こうした測定結果をもとに、赤ちゃんの浴びる電磁波をできるだけ減らすことが望ましいとしている。減らす方法として、「ベビーモニターは少なくとも一メートルは離して下さい」「休みなく電磁波を出す機種は使わず、ベビーモニターの電源アダプターも、少なくとも五〇センチは寝台から離して」と呼びかけている。

電磁波の健康影響についても、短期影響と長期影響に分けて説明している。「短期の健康影響」は、「ＩＣＮＩＲＰの制限値よりも十分に低いので影響は考えられない」としている。一方、「長期影響」は、「ベビーモニターのそばで起きる影響を含め、ほとんど分かっていない」と説明し、影響の有無が分からないから、予防的対策として電磁波の曝露を最小限にすることを呼びかけている。

具体的には、ベビーモニターと赤ちゃんの距離として勧告値（一メートル）を守り、赤ちゃんの声を感知すると作動する機種を選ぶよう勧めている。

英国の電磁波問題の市民団体「パワーウオッチ」によると、「赤ちゃんの寝室にベビーモニターがあると、赤ちゃんがよく眠れず、よく泣く」と訴える親が多いという。また、カナダ・トレント大のハバス博士らは二〇一〇年、ベビーモニターと同じ周波数（二・四ギガヘルツ）のコードレス電話を大人の枕元に置いた実験で、心拍数が乱れたことを報告している。

赤ちゃんに不要な電磁波を浴びせないため、ベビーモニターを使わないか、使わざるをえない場合も、スイス政府の勧告のように、ベビーモニターを寝台から一メートルは離し、電磁波を常時発信する機種の使用は避ける方が安全だ。

5　配線ミスにご注意、天井裏から異状電磁波の恐怖

三路スイッチ

福岡県内にある二五六世帯が住むマンションの一室。そこに住む男性が電磁波のことが気になり、専門家に測定を依頼した。そばに高圧送電線などの発生源もないのに、部屋中に電磁波が充満していた。最大値は一八ミリガウスで、特に部屋の中央は縦横三メートルほどのホットスポット（強い磁場）になっていた。

奇妙なことに気づいた。垂直方向に測ると、床から離れるにつれて電磁波が弱まり、途中から再び強くなり、天井で最も強かった。「天井裏と床下に何かがある」と思い、配線図を入手した。そこには、一〇〇ワット程度の照明器具二つ分の配線しかなく、普通なら全く問題にならない配線のはずだった。

なぜ、こんな強い電磁波が発生するのか。調べていくと意外な犯人が見つかった。「三路《さんろ》スイッチ」の配線の誤りだった。三路スイッチは便利なスイッチだ。照明器具などを別々の場所から点けたり消したりできる。たとえば、広い部屋の両端だけでなく、階段下で電気を点けて二階に上がってから消すこともできる。便利さが人気を呼び、多くの家庭やオフィスで採用されている。

どこでも見かけるスイッチの配線がなぜ、強力な電磁波の発生源になるのか。電気工事業者でさえ気づかないメカニズムを解明したのが九州大大学院の吉富邦明准教授（当時、後に教授）だ。

簡単な電気配線の原理（「右ねじの法則」）を理解する必要がある。電線を電流が流れると、電線の周囲に電磁波（磁場）が生まれる。だとするなら、オフィスや居間のように電気コードがあふれる部屋では、そこら中が電磁波だらけになるはずだが、実は、そうはならない。

もう一つの原理「電磁的平衡」のおかげだからだ。電気コードの内部の二本の電線は、流れる電流の向きが互いに逆だから、「行き」の電線から出る電磁波と「帰り」の電線から出る電磁波の波長の向きが逆となり、お互いに打ち消し合ってくれる。昔から電気コードは二本の電線をビニールや織布で被覆しているが、電線がからまない利点だけでなく、おかげで電磁波も閉じ込めてきた。

ところが、異常な電磁波が見つかった問題のマンションでは、三路スイッチの配線が

「電磁的平衡」でなかった。「行き」の配線と「帰り」の配線がともに単線のビニール線で、一本ずつ引き離されて天井の中を通っていた。それぞれの電線の電磁波が打ち消し合わず、部屋の中に広がっていた。異常に強いホットスポットは、天井（上階の床下に相当）の配線がちょうど取り囲んだ場所だった。

吉富准教授らは、三路スイッチの誤配線を直し、二本ひとまとめのケーブルに取り換えた。電流の流れが互いに逆向きとなり、室内の電磁波はほぼゼロになった。

マンションの各部屋はどこも同じ配線だった。こうした配線ミスが多いことについて、吉富准教授は「電磁波問題に危機感のない日本では、屋内配線を引く際、電磁波の発生を抑える配慮をしてこなかったためだ」と指摘している。

国が管轄して電気工事のやり方を規制する「内線規定」でも、こうした電磁波の異常発生について、全く注意喚起をしていない。配線の「電磁的平衡」は金属製配管の場合（渦電流による発熱防止のため）だけに限り、電気工事でよく使うプラスチック製の配管には電磁的平衡を求めていない。結果的に、マンションやビルなどの配線ミスが放置され、電磁波が部屋中に出まくる事態を招いている。

「内線規定の改正を」

冒頭の三路スイッチを誤配線した業者と同様に、ほとんどの電気工事業者は建物の天井や壁の様子を見て、工事がやりやすいように電線を引く。特に、マンションなどの鉄筋コンクリートの建物では、生コンクリートを鉄筋の枠組みに流し込む際、電気配線を通すプラスチック管（ＣＤ管）も一緒に埋め込む。管は屈曲しており、コンクリートの硬化後に作業で入る電気工事業者は、配線を通すのに苦労する。

一般の電気配線で使う、電線が二本並んだ平たいプラスチックケーブル（Ｆケーブル）だと、曲がった管の中を通すのは不可能に近い。そこで、業者は、ビニール被覆の単線の電線を一本ずつバラバラに通すのが普通だ。建設会社や設計士も、そうしたやり方を前提に、単線の電線を通す二本のプラスチック管を数十センチ離してコンクリートに埋設するように設計図で指定している。

しかし、行きと帰りの電線が離れて別々のルートを通ると、電磁波は互いに打ち消すことができず、間にはさまれた場所の電磁波は数百倍にもなる。多くの人の予想に反し、コンクリートは電磁波（磁場）を遮断できないので、天井や床から強い電磁波が絶え間なく屋内に漏れ出してしまう。

ある電気工事業者は「配線のやり方次第で、こんなに強い電磁波が出るとは知らなかった。日本中のどの業者も知らないだろう」と言う。鉄筋コンクリート製のマンションやビルの多くは、電気配線は一本ずつ配線されているという。

電化が進む以前の日本は、一般家庭の屋内配線の長さは一〇〇メートル程度だった。いまや、オール電化などで部屋のコンセントが増え、屋内配線は延べ一〇〇〇メートル近い。「現代人は電気コードの鳥かごの中にいる」と言われるほどだ。

「電磁的平衡」を無視して電線を一本ずつ配線しても、床や壁の中に隠れているので、誰にも分からない。三路スイッチの配線ミスに限らず、壁や床下、天井裏からわき出す異常電磁波の問題は、日本中どこでも起きている。

原因不明の症状や慢性疲労などに悩む人がいたら、こうした床下や天井裏の屋内配線の配線ミスを疑ってみる必要がある。また、パソコンなど電気機器の誤作動も、こうした異常な電磁波が原因で起きることがある。

配線ミス以外にも、戦前から使われてきた旧式配線が強い電磁波を出す。「がいし引き配線」と呼ばれ、昭和三〇年代まで日本中で使われていた。屋根裏の梁などに設けた白いがいしに二本の電線を平行にはわせるやり方だ。

この配線方式が強い電磁波を発生することも、電気工事業者に知られていない。たとえば、二本の電線の間隔が三〇センチで、電線に一五アンペアの電流が流れると、電線から一メートル離れた場所でも九ミリガウスとなる。小児白血病の発症リスクが指摘される四ミリガウスを軽く超える。一方、通常の電気工事で使うプラスチック製ケーブル（Ｆケーブル）は二本の電線が密着しており、「電磁的平衡」によって〇・三ミリガウスと激減する。屋内配線から出る電磁波は、二本の電線同士の間隔に比例して強くなることをぜひ覚えて

三路スイッチ配電図

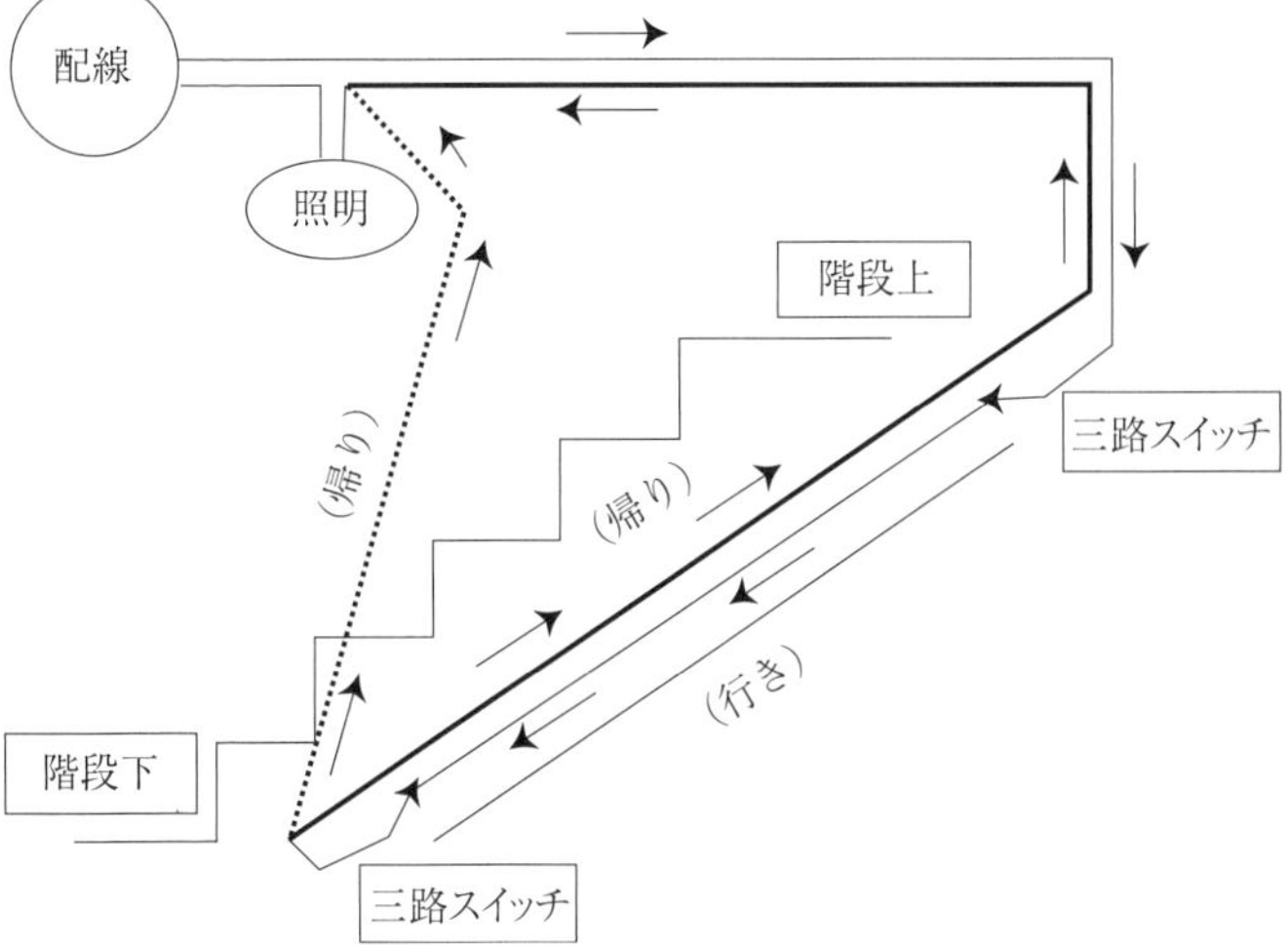

照明用の三路スイッチ（階段の上と下にそれぞれある）配線図

「帰り」の電線が太い実線のように配線されていると、「行き」と「帰り」の電線がくっついているので、電磁波は互いに打ち消しあう。太い点線の配線だと、別々に離れた電線の電磁波は打ち消されないまま、室内に充満する。

欲しい。

この旧式のがいし引き配線を、「レトロで美しい配線」とPRする電気工事業者もいる。古民家のリフォームで使われるだけでなく、レトロ感覚にひかれて、この危険きわまりない配線を採用する飲食店もあるほどで、注意が必要だ。

どうしたら配線ミスによる異常電磁波の発生を予防できるのか。確実な方法は、住宅やビルの完成検査や電気保安協会の「通電試験」の際、各担当者が電磁波測定器で検査をすることだ。そうすれば、配線ミスの位置を一目瞭然に突き止めて修正できる。もっと確実な方法は、電気工事業者自身が電磁波問題の知識と理解を持って正しい工事をすることだ。業界を所管する経済産業省も、電気工事の民間規定「内線規程」などを改正し、電磁波の発生防止を明記すべきだ。

6　電気製品が危ない、電気毛布や電動歯ブラシで体調不良も

川端康成の自殺

ノーベル賞作家の川端康成氏が一九七二年四月一六日、神奈川県逗子市のマンションで自殺した。洗面所に敷いた布団の中で、ガス管をくわえていた。享年七二歳だった。遺書は見つからず、動機はわかっていない。

「川端氏は電気毛布の使用による電磁波被曝のためにうつ病を発症し、死に至った。電磁波を浴び続けると、免疫力も低下するし、睡眠の昼夜逆転現象などが起こり、頭の働きがおかしくなるのだ」。川端氏の主治医だった栗原雅直さんは虎の門病院の精神科部長で、勤務先の会報『とらのもん』（平成二二年八月）に、同氏の死について上述のように寄稿した。

栗原さんは、その後も、電気毛布などの電磁波の健康影響を警告してきた。別のインタ

ビューでも、「彼はもともと、食が細く、睡眠も不規則でした。そのうえ、冷え性ということから電気毛布を愛用していた。夜間の電磁波の照射は睡眠リズムを狂わせる。彼は限りなくゼロに近い距離から、しかも、影響を受けやすい睡眠中に長時間、電磁波を浴び続けた。それによって松果体から分泌される睡眠をコントロールするホルモン、メラトニンの分泌が抑えられ、不眠症を悪化させ、うつ病を起こしたのではないかと考えられる」とも説明している。

『サンデー毎日』の記事では、川端氏の作品『眠れる美女』（一九六七年、新潮文庫）の一節から、「お寒くなりましたですね。電気毛布を入れてございますが、ダブル用で、スイッチが二つついておりますから、お客様はお客さまのお好きな温かさに合わせていただきます」が紹介されている。記事にはまた、川端氏と電気毛布の関係について、中央公論で川端氏の担当編集者だった女性の証言も載せている。「鎌倉のご自宅ばかりか四谷の旅館や京都の仕事場にも持ち込み、『あったかくて気持ちがいい』と愛用していらっしゃいました」と。

ＷＨＯ（世界保健機関）は二〇〇七年六月、低周波の電磁波の発がんリスクを認めた新環境保健基準（ＥＨＣ二三八）を発表した。小児白血病などのがんやアルツハイマー病などと電磁波の関連を紹介するとともに、電磁波対策も挙げている。この新基準の中で、名指しで電磁波の低減を勧告されたのが電気毛布だ。

電磁波発生源の電気毛布・電動歯ブラシ

最初に電気毛布の危険性を指摘したのは、電磁波問題の先駆者として知られる米国のナンシー・ワルトハイマー博士だ。一九七九年に小児白血病と電磁波の関係を発見して七年後の一九八六年、「電気毛布と流産」と題した論文を発表した。妊娠初期に電気毛布を使うと、流産や異常出産のリスクが高くなると警告した。同様の研究報告が続き、一九九〇年には米国の有名な疫学者サビッツ博士が「妊娠中に電気毛布を使用した母親から産まれた子どもの脳腫瘍は、電気毛布を使わなかった母親の子どもに比べて二・五倍に増加した」と発表した。

相次ぐ報告に電気毛布の愛用者たちは青ざめた。米国では電気毛布パニックが起き、売り上げが激減した。電気毛布メーカーは直ちに改良品を発表し、電磁波を数十分の一に減らした製品でないと売れなくなったほどだ。

米国の環境保護庁（ＥＰＡ）が一九九二年、一般の電気毛布と電磁波カットの改良毛布を比較した実験結果を発表した。一般の電気毛布は、毛布の表面から五センチの距離で測るとピーク時が三九・四ミリガウスで、平均値も二一・八ミリガウスあった。電磁波カットの改良品は、同じ五センチの距離でピーク時が二・七ミリガウスで、平均値は〇・九ミリガウスだった。

電気毛布と同様に長時間、体に密着して使用する電気カーペットも強い電磁波の発生源だ。発生する磁場は電気毛布よりも強いので、注意が必要だ。この二つはヒーターに電流が流れて強い電磁波が発生する。一方、モーターから強い電磁波が発生するのがミキサーや掃除機、扇風機などだ。すぐ近くで測ると数百ミリガウス出ていても珍しくない。ただ、モーターから出る電磁波は距離のほぼ三乗に反比例するから、距離を離して使うことが大事だ。

小さな形態に似合わず、注意が必要な電気製品が電動歯ブラシだ。充電した状態でスイッチを入れると、磁場の強さが跳ね上がる。アナログ式の測定器を近づけると針が振り切れる。最大値の一〇〇ミリガウスを超えてしまうからだ。

電動歯ブラシは口腔内で使うので、危険極まりない。細胞分裂が盛んな子どもは無論のこと、大人でも影響は避けられない。口腔内は脳に近いだけでなく、口の中を覆う粘膜は細胞分裂が早いので、影響は大きい。

カナダ・アルバータ大医学部のステファン・ジーナス教授は二〇〇七年、専門誌『パブリックヘルス』で、電動歯ブラシの健康被害を報告している。

六六歳の女性は九年間にわたり、原因不明の頭痛とめまいで困っていた。コンピュータートモグラフィーやMRI、脳波検査などを重ねたが、どの検査結果も正常だった。慢性的な痛みのためクリニックを受診したら、鎮痛剤を処方された。女性の病歴や日常習慣に着目すると、弱った歯列の几帳面な手入れのために毎日六回の電動歯ブラシを使うこと以外に、目立つものは見つからなかった。

　そこで、電磁波測定器で、歯ブラシから発生する電磁波の強さを調べたところ、二〇〇ミリガウスを超えた。女性が電動歯ブラシの使用を止めると六週間以内に頭痛は治まり、鎮痛剤も必要なくなったという。難病のＡＬＳ（筋委縮性側索硬化症）に苦しんできた人がブログの中で、長年使った電動歯ブラシが病気と関係しているかもしれないと漏らしていたのが記憶に残っている。

　電気毛布も電動歯ブラシも習慣化すると、手放せなくなる電化製品だ。「気持ちがよい、便利だ」という思いが優先されるからだ。もし、原因不明の慢性的な疲労感や頭痛に苦しんでいる人がいたら、「気持ちがよい」「便利だ」という電化製品の使用を一旦やめてみたらどうか。健康が取り戻せるかもしれない。

7　インバーターから出る「汚れた電気」、頭痛など体調不良の原因に

インバーターとパルス式電磁波

「エレベーターの近くでラジオが聞こえない」「蛍光灯のそばにいると頭痛がする」。原因は、インバーターの「汚れた電気」が出す電磁波かもしれない。

インバーターは、省エネをうたい文句に、蛍光灯やエアコンなど、各種の家電製品で採用されている。最近は、電気を大量に使う、電車などの「パワーエレクトロニクス」の分野でも利用が増え、その代表例がエレベーターだ。

インバーター制御のエレベーターは一九八四年に開発された。交流をいったん直流に変えてから、インバーターで任意の周波数の交流に変換する。エレベーターの速度を超低速から高速まで連続的に制御できる。なめらかな加速・減速ができるだけでなく、消費電力

も五〇～六〇％ほど節約できる。それ以前の旧式のエレベーターは交流制御で、速度は二通りしかなく、停止時にガクンと衝撃があった。インバーター制御のエレベーターは人気を呼び、すぐに普及した。

長所があれば短所もあるのが世の常だ。周波数を変換する際、インバーターからパルス状の電磁波が大量に放出される。「汚れた電気」となって電気回路に潜り込み、誤作動させる。このパルス状電磁波を浴びて体調不良になる人がいる。

電気の汚れは、川の汚染にたとえられる。上流では水がきれいでも、下流に行くにつれ、工場や住宅から出る汚水で汚れていく。それと同じように、発電所で電気が作られた時は、きれいな波の形（正弦波）をしていても、電気が高圧送電線や配電線で都市などの需要地に送られていくと、途中の工場や家庭で使う電気機器から高周波の電気が混ざり込み、波形がどんどんゆがんでいく。このゆがんだ波形の電気が電気機器の故障の原因となる。ほとんど公表されていないが、工場の電気機器が過熱して火災になったり、一般家庭でも電気製品が発煙したり、購入したばかりの家電製品が故障したりしている。

なぜ、電気の波形がゆがむのか。一言で言えば、電気を強引に加工するからだ。周波数を変えるインバーターだけでなく、パソコンなどの電気製品の電源として、半導体で交流を切り刻んで直流に変える「スイッチング電源」が増えている。電気を頻繁に切り刻む操作がのこぎり状の波となって配電線を通じて上流や下流にはね返る。このギザギザの波が電流に加わるため、発電所で生まれた時の正弦波とは、似ても似つかない形にゆがんでしまう。このゆがんだ電気は「汚れた電気」と呼ばれ、波形のゆがみが原因の誤作動が各地で発生している。

多くの人の記憶にあるのが二〇〇六年六月に都内の二三階建て高層住宅で、高校生が自転車ごとエレベーターの床とドアの天井部にはさまれて死亡した事故だ。事故が起きたエレベーターは以前から、隣接の同一機種とともに、停止位置がずれたり、指定階に停まらなかったりする不具合を何度も起こしていた。

原因は、モーターのインバーターから不用電磁波が生じ、エレベーターの制御回路に侵入したためだ。メーカー側が事故の後、電磁波カットの部品を後付けしたことも分かった。この部品を外すと、停止位置に停まらないなどの不具合が再現され、不用電磁波のカット対策を怠っていたことが確認された。

ノイズ障害

エレベーターのインバーターから出る電磁波は、いろいろな問題を起こす。録音スタジオでギターアンプやステレオ電源にノイズが生じ、音楽関係者らを悩ませている。エレベーターの近くの無線ＬＡＮが切れる不具合も起きている。

最も目立つのがラジオのノイズ障害で、米国では以前から指摘されてきた。たとえば、一九九六年の調査会社の報告書によると、一九二〇年代に建てられたレンガ造りの建物で、旧式エレベーターをインバーター式に代えたら、ラジオが聞こえなくなった。管理人の訴えで施工会社が調べると、エレベーターの制御盤やモーターの接地が不完全だった。インバーターから出る不要電磁波が電源線に入り込み、建物全体がアンテナとなってノイズを出し、ラジオの受信を妨げていた。

インバーターが出す不要電磁波の周波数は数キロヘルツから一〇〇キロヘルツ前後で、「中間周波数」と呼ばれる。これまで電磁波の健康影響の研究といえば、高圧送電線や家電製品などが出す「低周波」や、携帯電話などが出す「高周波」の影響に集中し、両方の谷間の中間周波数の研究はほとんど行なわれなかった。

ところが、インバーターやスイッチング電源の普及などで、身の回りの環境に中間周波数の電磁波が急増している。電気製品の誤作動だけでなく、頭痛や皮膚障害、がんなどの健康障害を引き起こしているとの報告が増え始めた。

中間周波数の電磁波は極めて扱いにくい。発生源から電波のように放射されるだけでなく、電源の電線に潜り込んで遠くまで伝わり、その電線からまた空中に放射されるやっかいな性質がある。以前から、インバーターと共通の電源線を使うコンピューターや医療機器で誤作動が起き、電磁波対策が取られてきた。

どのように電磁波ノイズが広まるのか。一九九五年に日本建築学会などで大手建設会社の技術者が報告した「エレベーターから発生する電磁波ノイズの伝搬状況と対策」が参考となる。

報告によると、電子機器の開発部門が入るビルで、開発中の電子回路にノイズが発生した。調べたら、エレベーターのインバーターから一〇〜一〇〇キロヘルツの周波数の電磁波が見つかった。最大一四〇デシベルマイクロボルト、電力密度換算で二六マイクロワット／平方センチとかなり強い電磁波ノイズだった。

このノイズは、電線を伝わる「伝導ノイズ」と、電線がアンテナとなって空中に広がる「輻射ノイズ」で、ビル全体に広がっていた。電線を伝わるノイズは、インバーターの制御盤から電線を通じて屋上の変圧器に、さらに変圧器につながる全機器に潜り込んでいた。対策として電源線にフィルターを設け、変圧器も電磁波カットタイプに替えたら、ノイズは数百分の一と正常レベルに戻った。

報告書は「エレベーターのインバーターから発生するノイズは、建物内の広い範囲に伝搬していることが確認された」とし、機器側の対策のほか、建物の側の対策としても、配線方法や接地などの配慮が必要だと指摘している。

国内では、多くのマンションやビルでエレベーターの更新時期を迎えている。インバーターは利点が多いが、電磁波のノイズ対策を忘れてはならない。

健康への影響も要注意だ。二〇〇九年、米国・カリフォルニア大サンジエゴ校で、エレベーターのそばの部屋で働く女性に乳がんが多発、八人のうち二人が死亡した。教職員らのデモで、エレベーターの使用が中止された。発症時期を見ると、エレベーターのインバーターによる「汚れた電気」が原因の可能性が高い。「汚れた電気」の危険性を世界で最初に指摘した米国のS・ミルハム博士も同名の著書（Dirty Electricity）で、同大の乳がん多発問題を取り上げている。

8　電磁波過敏症の少女、無線ＬＡＮで自殺、有線ＬＡＮに切り替えを

無線ＬＡＮで自殺

無線ＬＡＮ（Ｗｉ‐Ｆｉ）の周波数は二・四ギガヘルツで、電子レンジやコードレス電話など、各種デジタル機器で使う電磁波と同じだ。電波を発信する親機（ルーター）があれば、屋内外を問わず、手軽にパソコンやスマートフォンをインターネットにつなげる。有線ＬＡＮのようなケーブルが不要なので、机回りが片付く。設備費も安いので、家庭や学校、会社などで爆発的に広がっている。

だが、利用者たちに頭痛やめまい、心臓の動悸や吐き気など、体調不良を訴える声が増えている。欧米では、学校で体調不良の子どもや教師が相次いだ。親たちが無線ＬＡＮを撤去させたり、子どもを自宅学習させたりする例も起きている。

いたましい事件も起きた。二〇一五年六月、英国南部の町で、学校の無線ＬＡＮの電磁波で苦しんだ一五歳の少女が、自宅近くの森で首をつって自殺した。両親への遺書で「無線ＬＡＮのアレルギーにこれ以上耐えられない」と訴えていた。母親は「学校が電磁波の害から娘を守ってくれず、殺した」と非難した。

少女は三年前から「電磁波過敏症」の症状を示すようになった。頭痛や体のだるさなどだ。親が自宅の無線ＬＡＮを撤去すると、少女の体調が戻った。だが、学校に行くたびに、体調悪化を繰り返した。

教室で無線ＬＡＮのルーターに近づくと体調が悪くなるため、少女は教室を抜け出して空き教室で勉強するようになった。教師から罰として何度も居残りをさせられた。母親は電磁波アレルギーだと繰り返し説明し、居残りの罰はやめてと訴えた。学校は「無線ＬＡＮは安全という情報も多い」と応じなかった。

小中学校の大半に無線ＬＡＮが普及している英国では、親や教師たちが「無線ＬＡＮは携帯電話の中継局を学校の中に置いているのと同じだ」と撤去運動を起こしてきた。撤去例として、ロンドン近郊のストウ小学校が有名だ。学校に無線ＬＡＮを設置後、二八年間勤務のベテラン教師が体調を崩した。頭痛や体中の痛み、突然の発疹、目の奥の圧迫感、皮膚の痛みや焼けるような感覚などの症状が出た。驚いた学校は無線ＬＡＮを撤去し、代わりに教室や寄宿舎に有線ＬＡＮを設置した。英国の教師協会は二〇〇七年、教育大臣に

「科学的な健康評価が出るまで無線ＬＡＮは停止し、有線ケーブルに替えるべき」と求めた。

　フランスでも、エルビル・サン・クレール市は二〇〇九年、全小学校の無線ＬＡＮの撤去を決めた。こうした動きを先取りしたのが、高周波の電磁波を厳しく規制するオーストリア・ザルツブルグ市だ。二〇年以上前に無線ＬＡＮを禁止し、学校や幼稚園は無線ＬＡＮやコードレス電話を使用すべきでないとした。学校以外でも、二〇〇七年暮れ、フランス・パリ図書館が無線ＬＡＮを有線ＬＡＮに切り替えた。同館の職員の四割が頭痛やめまい、吐き気などを訴えたためだ。

有線ＬＡＮの切り換え

　無線ＬＡＮから出る電磁波の強さを調べた報告が増えている。二〇〇五年六月、スイスのＳＡＥＦＬ（環境関係官庁）が一般向け解説書「環境の中のエレクトロスモッグ」を出した。この中で、無線ＬＡＮの親機から一メートル離れた場所で〇・七～三ボルト／メートル（電力密度で〇・一～二マイクロワット／平方センチ）の強さだと紹介した。この値は、電磁波過敏症の人が感じるレベル（〇・〇五ボルト／メートル、電力密度で〇・〇〇〇六マイクロワット／平方センチ）の一〇〇倍以上だ。自殺した少女のように、無線ＬＡＮの電磁波で体調を壊す人が出るのは必然といえる。

　ちなみに、携帯基地局から一〇〇メートル離れた場所の電磁波の強さは、〇・六ボルト

／メートル（電力密度で〇・一マイクロワット／平方センチ）前後だから、無線ＬＡＮのそばで浴びる電磁波の方がはるかに強い。

職場で浴びる無線ＬＡＮの調査もある。二〇一〇年のベルギーの調査では、無線ＬＡＮの使用時と不使用時の電磁波は、それぞれ一・九と〇・一二（ボルト／メートル）だった。電力密度では〇・九二と〇・〇〇三七（マイクロワット／平方センチ）だから、使用時は不使用時の二五〇倍も強い。前述のパリ図書館の職員たちに限らず、無線ＬＡＮの職場で体調を壊し、休職や失職に追い込まれる人が少なくない。

無線ＬＡＮを含め、高周波の電磁波の健康リスクを避けるため、欧州連合（ＥＵ）の環境保護庁は二〇〇九年、制限値として「屋外で〇・一マイクロワット／平方センチ」を推奨した。上述のベルギーの職場調査はこの値を優に超えている。

スイス公衆保健省はホームページで、無線ＬＡＮについて「電源は必要な時だけ入れなさい。特に、（無線ＬＡＮを内蔵する）パソコンは、無線ＬＡＮを使わない時はスイッチを切るべきだ」と呼びかけている。パソコンの内蔵装置がネットワークにつながろうとして不要な電波を出し続けるからだ。

国内でも、パソコン内蔵の無線ＬＡＮのスイッチが入っているのに気づかず、電磁波を浴び続けている人が多いのではないだろうか。パソコン内蔵の無線ＬＡＮに限らず、机の上やベッドの下に無線ＬＡＮの親機を置いていると、電磁波を浴び続けることになる。無線ＬＡＮの使用時に体調が悪くなる場合は、電源を切ってみて、体調が回復するか確かめてほしい。何よりも、携帯基地局よりも強い電磁波が無線ＬＡＮから出ている事実に目を向けてほしい。

欧米では、パリの図書館のように、無線ＬＡＮをやめて有線ＬＡＮに切り替える施設が増えている。不便になっても、健康リスクを考えれば、その方がいいという判断だ。その代表例として注目されているのがスイスの取り組みだ。

スイスで、無線ＬＡＮから光ファイバーの有線ＬＡＮに切り替える動きが始まった。カナダの電磁波問題専門家マグダ・ハバス博士がホームページで紹介している。スイス最大の通信会社ＳＷＩＳＳＣＯＭ（スイス政府五二％出資）が、光ファイバーの有線ネットワークを学校に普及するため、設置費の無料化を決めた。無線ＬＡＮを普及させてきたスイスの有線ＬＡＮ化は大きな方針転換だ。

9　汚れた電気を発生、インバーター式蛍光灯で頭痛や皮膚障害

インバーター式蛍光灯による体調不良

インバーター式蛍光灯による体調不良が欧米など世界各地で報告されている。インバーター式蛍光灯は、節電のために電流を細かく加工し、波形が歪んだ数十キロヘルツの電磁波ノイズを出している。「汚れた電気」の発生源だ。

国内でも健康障害が頻発している。川端康成氏の主治医だった栗原雅直氏も体験者の一人だ。電磁波関係の本のインタビューで、以下のように述べている。

六〇歳の定年で、子どもたちから祝いにインバーター付き蛍光灯ランプを贈られた。ベッドの横に置いて、就寝前の読書を楽しむようになった。ところが、その頃からいろいろな身体の不調が現れ始めた。夜中にトイレに頻繁に行くようになり、ひどいときは失禁し

た。同時に、睡眠障害気味となって熟眠できなくなった。隣に寝ていた妻が逃げるほどの歯ぎしりもするようになった。ふと蛍光灯ランプを見ると、スイッチを切ってあるのにぼんやりと光っていた。

栗原氏は、体調不良の原因が蛍光ランプかも知れないと直感し、白熱灯に変えてみた。すると、それまでの各種の体調不良はあらかた姿を消したという。こうした経験をもとに、「自分自身で気を付けることはもちろん、患者を診察する上でも、電磁波の悪影響を考えるようになった」と説明している。

東京を拠点に電磁波測定を続けるNGO「電磁波問題市民研究会」の会員、鮎川哲也さんが、東京都練馬区の戸建て住宅で二〇〇九年六月に測定した例もインバーター式蛍光灯だった。「頭が痛い」と訴える小学生の子どもが使う勉強机を調べた。備え付けの電気スタンドを点灯し、子どもの目の高さで調べると、低周波は二・一～二・五ミリガウスなのに、高周波は一九・一～二三・二ボルト／メートル。電気スタンドの直前で測ると、三五・〇～三七・四ボルト／メートルだった。

インバーター式でない電気スタンドが室内にあった。こちらの低周波は一・二～一・六ミリガウス、高周波は二・一～五・九ボルト／メートルと低かった。台所の電子レンジの前では二二・〇～二三・〇ボルト／メートルだった。インバーター式スタンドの方が高いことが分かる。鮎川さんは測定データを依頼主に示して改善を勧めた。勉強机の蛍光灯はインバーター式でないものに取り換えられた。

インバーター式蛍光灯による体調不良は、世界中で起きている。英国の皮膚科医協会が二〇〇八年に報告書を出した。光に過敏な体質の人は、この節電タイプの蛍光灯によって皮膚症状が悪化し、皮膚がんになりうると警告している。赤い発疹とともに、刺すような痛みや燃えるような、ひりひりする感じが生じるという。英国政府に対し、これらの人々や周囲の家族、友人、会社などには、白熱電球を利用できるように認めるべきだと勧告した。この蛍光灯が片頭痛の引き金になるという懸念が広まっている。症状は偏頭痛だけでなく、てんかんを持つ人たちの間にめまい、焦点の喪失、不快を起こす引き金になりうると警告している。

インバーター式蛍光灯からどんな電磁波が出ているのか。国や業界は公表していないが、強力な電磁波が出ていることが市民団体の調査で分かった。電磁波問題市民研究会の報告書『暮らしの中の電磁波測定』（緑風出版）によると、直近の強さは二三〇～二七〇ボルト／メートルで、三〇センチ離れても、四八～七〇ボルト／メートルだ。

これらの値が異常に大きいことは、日本の高周波の甘い規制値（一〇〇〇マイクロワット／平方センチ）さえも大幅に超えることから分かる。インバーター式蛍光灯の「中間周波数」の電磁波と、携帯電話などの「高周波数」の電磁波とを、直接比較することは難しいにしても、深刻な健康被害が出ており、注意が必要だ。

どんな誤作動を起こすのか

これだけ強い電磁波を出す蛍光灯が、国内ではいま、子どもの学習机にどんどん採用されている。学習机の蛍光灯は、子どもたちの頭の高さにある。インバーター方式の蛍光灯は電気効率を高めると宣伝しているが、この省エネのメリットと引き換えに、強い電磁波が出ている問題は全く説明されていない。

インバーター式の蛍光灯は、交流電源の電流を直流に変換してから、数十キロヘルツの交流に再び戻し、点灯するようにしている。このインバーター式蛍光灯が出す電磁波ノイズの異常な強さは、関係学会でも問題視されている。

二〇〇五年の学会発表「インバーター方式蛍光灯の過渡・定常妨害波特性の検討」（電子情報通信学会技術研究報告、ＥＭＣＪ、環境電磁工学、一〇五巻、八一号、二九－三三頁、二〇〇五年五月一九日）で、次のように指摘されている。

「従来の蛍光灯器具は、グローランプ式による点灯方式であり、発生する電磁妨害波は小さかった。最近はインバーター方式が主流になりつつあり、これらの方式による妨害波特性を評価した結果、インバーター方式では、従来方式よりも、定常状態の伝導妨害波レベルで三〇デシベル程度、つまり一三倍ほど大きいことが分かった」「また、スイッチ操作によって発生する過渡妨害波電流でも四〇デシベル、つまり一〇〇倍も大きかった」と。

蛍光灯は複数台で同時に点灯するから、台数が増えると妨害波レベルが強まる。このため、インバーター方式の蛍光灯は、他の電子機器を誤作動させる電磁波ノイズの発生源になりうると指摘している。

実際にどんな誤作動を起こすのか。「インバーター式の蛍光灯の近くで電波時計を使うと、電波時計が壊れる」という相談例もその一つだ。電波時計は中波ラジオのようにバーアンテナを内蔵し、四〇キロヘルツ又は六〇キロヘルツの標準電波を受信して時刻を表示する。このため、「インバーター式蛍光灯は数十キロヘルツのノイズを出すため、受信不能になる」という回答が寄せられている。つまり、インバーターが出す電磁波ノイズが電波時計の受信を邪魔しているのだ。同様の悩みを持つ人は、蛍光灯を消し、時計が正常に動くか試してみる必要がある。

家庭やオフィスで使われるインバーター式蛍光灯は電磁ノイズが大きいため、病院やコンピューター室など、精密な電子機器を使う場所では使用が制限されている。このため、これらの場所では、電磁ノイズが少ない対策品が使われる。たとえば、ＮＴＴＡＴの「エコロンライト」と呼ばれる蛍光灯は、「病院やデータセンターなどの精密機器を扱う場所でも使用でき、かつ省エネ効果で電気使用量を大幅に削減する低ノイズ・省エネインバーター式蛍光灯」とうたい、ノイズを従来のインバーター蛍光灯の約一〇〇分の一に低減していると説明している。

10　隠れ配線の恐怖、沖縄で見た欠陥工事

隠れ配線の恐怖

沖縄の電磁波問題は、第一章で紹介した「引き込み線」に限らない。「隠れ配線」の問題も、深刻だ。二〇一三年八月下旬、東京から、那覇市の首里城の近くの賃貸マンションに移ってきた一家四人も、この「隠れ配線」に苦しめられた。

入居してすぐ、環境問題に関心があった主婦は、所有するアナログ式の電磁波測定器で測定した。玄関わきの子どもたちの寝室で電磁波が強く、一〇〇ミリガウスを超えた。居間のエアコンを付けると、針はさらに、一二〇〜一八〇ミリガウスを指した。

二〇一四年二月、「なぜ、こんなに高くなるのでしょうか」というメールが寄せられた。筆者の著書『告発・電磁波公害』を読み、原因や対策について何かアドバイスをという相

談だった。間取りと部屋別の電磁波のレベルを色分けした図面も添付していた。主婦の住まいが、高圧送電線の真下よりも電磁波が高いのに驚いた。このまま住み続ければ健康被害は避けられないと思った。

主婦はすでにマンションの管理会社を通じて、沖縄電力に相談したが、国の規制値（二〇〇〇ミリガウス）以下で何の問題もないと言われた。異常な電磁波の発生原因が分からないまま、交渉が行き詰まっていた。

異常に強い電磁波の発生源を思案するうち、「配線ミスが原因では」と考えた。マンション（一二戸）は三階建ての鉄筋コンクリート造りだ。建設する際、床などの型枠にコンクリートを流し込む際、電気配線を通すプラスチック管（CD管）も一緒に埋め込む。埋め込んだプラスチック管は屈曲しており、電気工事業者は配線を通すのに苦労する。三つ編み状のケーブル（CVT）を通すのが標準のやり方だが、ケーブルが太いので通りにくい。そこで、細い電線を一本ずつ、別々の管に通す業者が少なくない。しかも、電線の費用が安くてすむ利点もある。

三つ編みのケーブルは電線が密着するので電磁波を消し合う。だが、電線を一本ずつ別々に通すと、電線同士が離れるので、電磁波は距離に比例して数十倍に強くなる。厚いコンクリートも床も簡単に突き抜け、室内に電磁波があふれる。

主婦のメールで、「電気配線もないはずなのに、玄関のたたきで一〇〇〇ミリガウスを超えたのが不思議です」と書き添えていたのを思い出した。玄関のわきには、電力計のほか、電気ボックスもあった。部屋から二軒をはさみ、二〇メートルほど離れた建物の外壁には、大きな電気ボックス（引き込み開閉器盤）もあるという。

電気ボックス同士でつながる電気の「幹線」が、コンクリートの床下に埋め込まれているため、寝室だけでなく、玄関のたたきの下からも一〇〇ミリガウスの電磁波が出ているのだと確信した。主婦に連絡し、管理会社から「幹線系統図」を入手してほしいと伝えた。主婦はすでに、照明とコンセントだけを記載した電気配線図を受け取っていた。主婦が再度、幹線系統図を求めても、会社側は「そんな図面はすでにない」「どこを探しても見つからない」とはねつけた。

休暇旅行を兼ねて沖縄に調査に行くことにした。事前に主婦の口から、「系統図がないと問題が解決できない」「裁判になったら開示義務がありますよ」と会社に伝えてもらった。沖縄に飛行機で行く前日になり、ようやく、主婦から「図面があったので、あす持ってくるそうです」と連絡が来た。

改修工事で解決

沖縄入りした筆者は、管理会社と電気工事業者の立ち会いで、幹線系統図と照合しながら、調査を行った。寝室や玄関の床下のコンクリートからは、主婦の報告通りの強い測定値の電磁波が確認できた。電気工事を担当した業者は、三つ編みのケーブルでなく、三本の電線を別々のプラスチック管に通したことを認めた。「沖縄ではどこも、このやり方だ」とも釈明した。電線を別々に通すと、電磁波が強くなることを説明すると、管理会社の責任者も電気工事業者も理解してくれるようになった。改善に向けて前向きに対応することを約束してくれた。

施工方法は、管理会社と電気工事会社で検討し、三つ編みのケーブル（CVT）を廊下の天井に外付けすることで決まり、工事の準備が進んでいると主婦から報告を受けた。ところが、マンションの家主が「見栄えが悪くなる」と反対し、直前で計画が中止となった。

そんな中で二〇一四年五月二九日、寝室で四〇五ミリガウスが測定された。暑い日が続き、同じ幹線を使う上階の二、三階で冷房をフルに使ったためだった。

何とかしなければと、メールと電話で主婦や業者らと話し合いを重ねた。家主は「外付けでなく、外観に影響がない建物内部で配線を交換するなら」と応じ、話し合いがまとまった。難問は、コンクリートの基礎に埋め込んだプラスチック管が小さいことだった。代わりに、三本のプラスチック管を再利用し、それぞれに、細い三つ編みケーブルを通し、入り口と出口で三本のケーブルをまとめるやり方で解決した。ようやく施工方法が決定し、七月四日に工事が行なわれた。

工事は順調で、午前中の二時間ほどで終了した。エアコンを付けると一〇〇ミリガウスを軽く超えていた寝室の床上でも、二・四ミリガウスと激減した。主婦からのメールには、「昨年八月に引っ越してから、あの寝室が一ミリガウス台になったことは一度もなかった。感動しております」と喜びの声がつづられていた。

しかし、強い電磁波の陰に隠れていた別の問題が見つかった。廊下の三路スイッチの付近で、一〇ミリガウスを超えていた。スイッチの配線ミスが原因と分かり、これも改修工事が行なわれた。主婦から「ようやく家中が理想的なものになりました。体も楽になりました」と感謝のメールがあった。私は、「あなたがあきらめずに管理会社と、電気工事会社、家主を相手に交渉し続けたから、良い結果を生んだのです」と返信した。

第四章　自衛策、どうしたら電磁波被害を防げるか

1　距離の原則、発生源から遠ざかる、送電線下から家を動かす

距離の原則

電磁波（磁場）を減らす確実な方法は、「距離の原則」、発生源から離れることだ。どれだけ離すといくら電磁波が減るのか。減り方にはいくつかのパターンがある。距離の二乗に反比例、三乗に反比例、一乗に反比例する場合だ。

送電線から出る電磁波の強さは、電線からの距離の二乗に反比例して減る。距離が二倍になれば四分の一、三倍なら九分の一に下がる。送電線からの健康影響について、世界保健機関（WHO）は二〇〇七年、「四ミリガウス（〇・四マイクロテスラ）以上で小児白血病のリスクが生じる」と発表した。この値を超えないように、学校や病院などを高圧送電線から離して建てる国や地域が増えている。

どのくらい離せば安全なのか。距離の目安として、二〇〇七年にイギリスの諮問委員会（ＳＡＧＥ）が提言した六〇メートルが参考になる。この委員会は二〇〇四年に政府（保健省）が現実的な予防策を検討しようと設けた。送電線の規制に利害関係がある電力業界、不動産業界、小児白血病の患者団体、電磁波問題の市民団体などの代表が検討を重ねた。その結果、送電線と小児白血病の関連を認めた上で、新設の送電線はできるだけ地下化し、既存の送電線から六〇メートル以内には家屋の新設を認めないことを勧告した。送電線の高さが二〇メートルなら、三倍の六〇メートル離すことによって、電磁波を九分の一、ほぼ一割近くにまで下げることが可能となる。

日本では住宅の真上を通る高圧送電線は見慣れた風景だ。電力業界と経済産業省が対策を取らず、放置してきたからだ。ＷＨＯの勧告の後、規制値として二〇〇〇ミリガウスと定め、これ以下なら健康影響はないと主張している。

日本でも送電線の電磁波は問題視されてきた。環境省の報告書「平成一六（二〇〇四）年度生活環境中電磁界にかかる調査業務」も、「生活環境において送電線は大きな暴露源」として挙げた。ＷＨＯの資料を根拠に、高圧送電線の下の電磁波の強さの目安は、最大二〇マイクロテスラ（二〇〇ミリガウス）としている。にもかかわらず、国と電力業界は、この目安の一〇倍も強い二〇〇〇ミリガウスを規制値とすることによって、国内のすべての送電線、変電所などに免罪符を与えた格好だ。

こんな野放し状態の中で、「自分の命と健康は自分で守る」と、送電線の下から家を引き離して電磁波を減らし、体調を回復した人びとがいる。

山形県川西町の不動産会社経営の男性もその一人だ。高圧送電線の下に木造三階建ての大きな家を建てた。寝室（送電線の直下）で寝るようになってから、寝汗や不眠、耳鳴りに悩まされた。血圧が上がり、脳梗塞も発症し、物忘れも起きた。寝室に行くと、「頭がフワーッとし、頭全体がシワシワになる感じだった」と言う。二〇〇二年、送電線から出る電磁波で小児白血病が二倍以上に増えるという国内の疫学調査の結果を聞き、東北電力に連絡した。家の電磁波を測定してもらうと、寝室が五ミリガウス、二階の部屋は六ミリガウスあった。男性は体調不良を訴え、電磁波を減らす対策を求めたが、断られた。裁判所に調停を申し立てても、東北電力は弁護団を組んで「電磁波の影響は何もない」と主張し続けた。男性が、敷地内を通る送電線の撤去を求めても拒否した。

男性は体調不良のため、都内の病院を受診し、電磁波過敏症と診断された。医師から「スウェーデンは送電線の下に家を建てさせない。日本は縦横にたくさんの送電線が走っているので、今さら、国も電力会社も電磁波の健康影響を認めるわけにはいかない」と言われた。

このまま泣き寝入りはできないと、男性は「家を送電線の下から引き離そう」と決心した。「曳家《ひきや》」という技術を持つ会社に依頼した。敷地の限界ぎりぎりの五〇メートルほど先にコンクリートの基礎を造った。家をレールの上に載せて一〇日がかりで動かし、新しい基礎の上に載せた。二〇〇五年のことだった。

家を移転して一年後に筆者が訪ねた。送電線までの距離は、移転前の位置から二倍以上になった。男性は「体調がよくなった。(二階に住んでいて頭が痛いと言っていた) 孫たちの調子が戻ったのがうれしい」と喜んでいた。そして、「いまだに送電線の下に家を建てる人がいる。なぜ電力会社は、送電線から離して建てるように言わないのか、その姿勢が許せない」と怒った。

「距離の効果」は、第一章2「送電線下でがん多発」で紹介した群馬県館林市の主婦グループによる送電線の鉄塔の建て替えでも、実証されている。鉄塔の高さが旧来の一七メートルから三七メートルに高くなったことで、電磁波は以前の一八ミリガウスから一〇分の一の一・八ミリガウスに下がった。

「距離の効果」が大きく出るのは家電製品

「距離の効果」が、送電線よりも大きく出るのが家電製品だ。製品の直近で測定すると、送電線の下よりもはるかに強い電磁波を出している。だが、距離の効果のおかげで、家電製品から離れると、電磁波の強さは距離のほぼ三乗に逆比例する。電磁波の発生源(モーター)からの距離が二倍なら、電磁波の強さは八分の一に、四倍なら六四分の一に、六倍だと二一六分の一にまで激減する。

家電製品から出る強い電磁波は、なぜ、少し離れただけで急減するのか。その秘密は、モーターなどで電線を何十回も巻いたコイルを使っているからだ。

電磁波が発生するのは、「電流が電線を流れると、電線の周囲に磁場が発生する。その磁場の強さは電流の大きさに比例する」という原理だ。電線をリング状に何十回も巻けば、磁場が回数分だけ重なるので、それだけ磁場が強くなる。小学生の時に理科の工作で電磁石を作ったことを思い出してほしい。エナメル線を何十回も巻き付けたら電磁石が強力になったことを経験したはずだ。

何十回も巻いた電線は「コイル」と呼ばれ、家電製品のモーターや変圧器で使われている。電線に流れる電流は少なくても、コイルの巻き回数が多いので、送電線の下よりもはるかに強い電磁波を出す。驚くかもしれないが、家庭で使うミキサーや鉛筆削りでも、直近で一〇〇〇ミリガウスを超えることは珍しくない。

家電製品の電磁波の発生源は、「線」状の送電線と違い、いわば「点」状だから、電磁波は距離の三乗に逆比例して減る。一〇〇〇ミリガウスを超えるミキサーでも、一メートル足らず離れただけで、健康影響がないレベルまで弱くなる。

だが、距離の二乗や三乗で電磁波が激減する場合ばかりでない。配線方法を誤ると、電磁波の減り方が少なかったりする場合もあるので、注意が必要だ。なぜ、この違いが起きるのか。第三章5の「配線ミス」の項で詳しく紹介している。

2　携帯基地局の電磁波は金属入りシートで防ぐ

携帯基地局周辺で体調を壊す人が増えている

携帯基地局が近くに建って、体調を壊す人が増えている。携帯電話の電波は高周波（マイクロ波）で、直進する。窓から基地局が見えるなら要注意だ。その人は電波をまともに浴びている。都会では、電波がビルの壁で反射したり回り込んで来たりする。それでも、直接見える場合より電磁波は格段に弱くなっている。

鮎川哲也さんはNGO「電磁波問題市民研究会」のメンバーで、同会が依頼を受けると、東京を拠点に電磁波を測定している。二〇一一年六月、都内品川区の一五階建てマンション最上階の部屋で電磁波測定をした。

三つの窓のうち一つから、二つの基地局が見えた。そのうち一つは二〇メートルほどの距離で、アンテナは窓の真正面に見えた。部屋を買って半年後、依頼者は「頭が痛くなり、体がだるい」と体調を崩し、部屋を出た。基地局周辺で多い症状だ。

高性能測定器で調べると、電磁波の強さは二・九六〜三・一七ボルト／メートル、電力密度に換算すると、三マイクロワット／平方センチほどだ。これは、健康影響が出る目安の〇・一マイクロワット／平方センチの三〇倍だ。さらに、三LDKの室内のどこで測っても、一・五ボルト／メートル（電力密度換算で〇・六マイクロワット／平方センチ）を超えた。依頼者は測定中、トイレの中に避難していたが、そこでも〇・八九〜一・〇三ボルト／メートル（電力密度換算で〇・三マイクロワット／平方センチ）あった。

鮎川さんは「私がそれまでに測定した中で一番高い値だった。私自身も数分で頭が痛くなった」と振り返る。依頼者は当初、部屋の真上にある基地局の影響を疑い、測定してもらったデータをもとに、基地局の撤去を求める考えだった。原因が他の基地局であることを知り、部屋を手放すしかないと話したという。

周辺の基地局などから強い電磁波を浴びても、住居から引っ越せない人もいる。だが、健康影響を防ぐため、電磁波をさえぎる（シールド）方法がある。高周波の電磁波は、送電線や電気製品が出す超低周波の電磁波と違い、導電性（電気を通しやすい性質）の金属などで、簡単にさえぎることができる。

高周波をさえぎる布やシート、塗料は、国内外のネットの通販サイトで購入できる。電磁波への関心が高い欧米では、これらの製品を扱う通販サイトが多い。日本からでも個人輸入できる。国内で購入するより価格が安いのが利点だ。

電磁波をさえぎる布は「シールドクロス」と呼ばれる。銀や銅などの粒子を布の繊維に付着させたものを始め、極細の金属線維が布に編み込まれたものもある。高周波の電磁波を反射するから、遮光カーテンのように窓から吊り下げたり、電磁波過敏症の人は頭に巻き付けたりしている。携帯電話をこの布で包むと「圏外」となり、電磁波が届かない山中と同じ状態になる。

表面に極薄の金属膜が付いた「ＬｏｗＥガラス」と呼ぶ特殊ガラスも役立つ。窓などのシールド対策として利用されている。金属膜は薄い緑味を帯び、ほぼ透明だ。高周波の電磁波は、この膜を透過できずに反射してしまう。

このガラスは元々、赤外線をシールドする断熱ガラスとして使われていた。ところが、新築や建て替えでこのガラスを入れた家で、携帯電話の受信・発信が悪くなる現象が起きた。携帯電話会社を呼んで調べたら、ガラスの金属膜が原因と分かった。その後、製品カタログに「携帯電話などの電波機器の送受信に障害が出る」という注意書きが加えられ、この障害は「窓以外の壁に電波を通しにくい材料（金属やコンクリートなど）を採用する時」に起きやすいと説明している。この場合、ＬｏｗＥガラスと壁の金属などで家全体がシールドされるからだ。

一方、「シールドクロスを窓に張っても、部屋の電磁波が減らない」という声を聞くことがある。家の外壁が電磁波をさえぎると思いがちだが、電磁波は木造などの壁を簡単にすり抜ける。しかも、基地局やデジタルテレビの電波は、周囲の建物で反射を繰り返し、予想外の方向から部屋に入ってくる。この場合は、基地局が見える窓だけでなく、部屋の壁や天井などもシールドする必要がある。

ただ、壁や天井のシールドは、ＬｏｗＥガラスのように、透明である必要はない。低価格のアルミ箔のシートを張ったり、専用の炭素塗料を塗ったりしてもシールドできる。米国の電磁波関係の専門家が自宅で、キャンプや登山などの野外活動で使う保温用アルミシートを試し、安価で効果的だったと紹介している。

電磁波をシールドする家の設計

アルミ板やアルミ膜シートを電磁波対策に活用する建築家がいる。長野県伊那市で設計事務所を開く主婦だ（筆者の著書『告発・電磁波公害』で「携帯電話のタワーの恐怖、電磁波シールドの家を建設した一家」として紹介）。

主婦は、自宅から二五〇メートルほど離れた丘に基地局が建ってから、頭を締め付けられる痛みや不眠、記憶力低下などに苦しんだ。近所の人たちも同様だった。携帯電話会社が撤去に応じないため、自宅を改造して電磁波を減らした。

屋根はもともと、電磁波をシールドする「ガルバリウム鋼板」だった。それ以外の壁に厚さ〇・三ミリのアルミ板を張りつめ、その上を板壁と漆喰で覆った。アルミ板にアース線を付け、電波がアルミ板にあたって生じる電流を地中に逃した。アルミ板を張り始めると、室内の測定器の値がどんどん下がった。二〇〇五年秋に工事が終わると、家族から様々な体調不良が消え、元気を取り戻した。

効果的な電磁波シールド対策の家として、筆者が知る限り、国内で最初の例だ。その後、この方法は全国各地に広まった。主婦は、電磁波過敏症の人たちから依頼を受け、電磁波をシールドする家の設計などを手がけている。

主婦はいま、電磁波のシールド材料として、「アルミ蒸着透水防湿シート」を使っている。施工業者から「アルミ板は使いにくい」と言われ、実験を重ねてこの素材に行き着いた。シートの表面がアルミの薄い膜で覆われ、銀色に光る。この膜が電磁波を反射するのは、先に紹介したＬｏｗＥガラスと同じ原理だ。

アルミ蒸着シートは、宇宙服などの断熱材として開発された。メーカーが透水や防湿の機能を加えて建材となった。このシートで建てた家では電磁波過敏症の症状が軽くなることが分かり、商品機能に電磁波カットも加えられた。

電磁波のシールド製品には多くの種類がある。基本は、電気をよく通す金属や炭素を用いて、電磁波を反射させるか、吸収して熱にするか、金属からアース線に流すか、いずれかの方法で電磁波の侵入を防いでいる。電子レンジのとびらのように、目が細かいステンレスのネットでも電磁波をシールドできる。

薄い金属の膜が付いたほぼ透明のフィルムは、窓に貼ることができる。携帯基地局のそばの小学校で廊下の窓に貼ったら、教室の電磁波が大幅に下がった。

この学校は福岡県太宰府市の市立東小学校で、三階建て校舎から一〇〇メートル先の丘に携帯基地局が建った。廊下の窓から基地局が見え、電磁波が教室を直撃する。体の不調を訴える子どもが目立つため、二〇一一年、保護者の有志が児童のアンケート調査をした。回答者の九四％が「いらいらする」「体がだるい」「口内炎」「頭が重い・頭痛」などを訴え、上の階ほど、こうした症状が多かった。

特に三階の四・五年生たちは、めまいや動悸、体のだるさ、口内炎などの回答が目立ち、三階から一階の教室に降りて一年経つ六年生たちは、三階の児童たちと比べ、体のだるさや皮膚炎、口内炎などが明らかに少なかった。

電磁波環境の専門家（吉富邦明・九大工学部教授）が専用測定器を使い、校舎の各階で電磁波の強さを測定した。最大値は、三階で三・七六マイクロワット／平方センチ、二階で二・二三マイクロワット／平方センチ、一階で〇・三六マイクロワット／平方センチと、上の階に行くほど強かった。基地局とほぼ同じ高さの三階は電磁波を最も受けやすく、一階は隣接の建物で電磁波がさえぎられるためと考えられた。

こうした結果に驚いた保護者たちは、「太宰府東小シールドの会」を結成した。募金活動によって電磁波カットの外国製フィルムを購入し、基地局に面した窓に貼った。専門家が測定すると、フィルムを貼った窓を閉めると電磁波の強さが一〇分の一に減った。以前は児童の心身不調で学級崩壊も起きていたが、電磁波カットのフィルムを窓に貼ってからはクラスが落ち着いたという。

電磁波の測定器がなくても、シールドの効果は分かる。携帯電話がつながりにくくなり、気持ちがよいと感じるようになれば、そのシールドは確実だ。

3　送電線の電磁波を大幅カットする「三つ編み」化、隠したがる電力業界

テレビの映りがおかしくなって

強い電磁波を出すのは、高い鉄塔に張られた数十万ボルトの高圧送電線だけでない。住宅地に張り巡らされた「配電線」と呼ぶ送電線の方がずっと影響が大きい。一〇年前でも国内の配電線の総延長は約一三〇万キロ、地球三〇周分に相当する。

「配電線」は、高さ一五メートルほどの電柱の最上部に、横向きあるいは縦向きに並んだ三本一組で張られている。電圧は六〇〇〇～六六〇〇ボルトで、電柱の変圧器で一〇〇ボルトに下げられてから、「引き込み線」で各家庭に電気が送られる。

配電線の高さはマンションやビルの三～四階と同程度だ。部屋のそばを配電線が通る風

景は、都市部ならあちこちで見られる。そんな部屋で起きた健康被害の実例、被害住人が電磁波を大幅に減らした画期的な成功例を紹介したい。

神奈川県藤沢市のマンション三階に住む大手電機メーカーの会社員は二〇〇二年六月、部屋のテレビの映りが突然悪くなった。「ケーブルテレビだからアンテナや電波障害の影響はありえない」。外を見ると、三本組の電線が上下二回線も窓のそばを通っていた。「以前はこんな電線がなかったのに」と東京電力の支社に問い合わせた。「電力需要が増えたので、回線を増設した」と言われた。

東電に部屋の電磁波を測定させると、出窓付近で二四・九ミリガウス、画面が揺れるテレビの付近でも一八ミリガウスあった。東電の担当者は「当社の配電線が原因で、テレビ画面の不具合が生じている」と認めた。提案してきた対策は、テレビの周囲を金属板（磁場を遮蔽するアモルファス製）で覆うやり方だった。

会社員は応じなかった。「テレビの映りがおかしくなった頃から、部屋で寝る時に目がチカチカした。目を閉じると、頭に青い光のようなものがひらめくのを感じた。体の変調が心配だった」と言う。部屋の電子レンジも背面でパチパチと光って故障し、買い替えた。

健康上の理由を言っても東電が応じないことは分かっていたので、テレビ画面の障害を理由に、「もっと抜本的な対策をしてほしい」と交渉を重ねた。

東電は、支え棒で配電線を窓から離すとか、さまざまな提案をしてきた。納得しない会社員に、東電が最後に提案した方法が「三つ編みケーブル化」だった。この三つ編みケーブル化こそが電磁波を劇的に減らす方法といえる。

配電線の電気は三相交流だから、三本の電線には、一二〇度ずつ互いに位相がずれた電流が流れる。この三本の電線をひとまとめにすれば、各電線の電磁波（磁場）が互いに打ち消しあう。電線同士を密着すればするほど電磁波が打ち消されるので、三つ編みにするやり方が最も効果的だ。

三つ編みケーブル化工事は三カ月後に行なわれた。工事が終わって電気が流れ始めると、出窓付近の電磁波は一〜二ミリガウスと、以前の一〇分の一以下に激減した。窓から離れた部屋内部ではさらに減り、テレビの映りが正常に戻った。会社員も、以前のように頭に青い光を感じる現象に悩まされなくなった。

だが、この「三つ編みケーブル化」は一般市民には知らされていない。電力会社が秘匿したり、工事を拒否したりし、多くの人が恩恵を受けられないでいる。

「このまま、ここにいたら殺される」

群馬県桐生市の、配電線に面した自宅で深刻な健康被害を受けた一家を紹介する。一家に異変が起きたのは二〇〇三年六月。自宅近くに大型の研修施設ができたため、配電線の増設工事が行なわれて送電量が倍増した。電磁波（磁場）の強さは電流の大きさに比例す

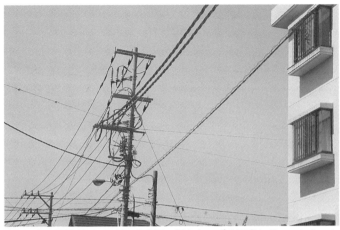

上下二組の配電線（奥）が二本の三つ編みケーブルに変わり、マンション（右）内の電磁波が10分の1に減った＝神奈川県藤沢市内で

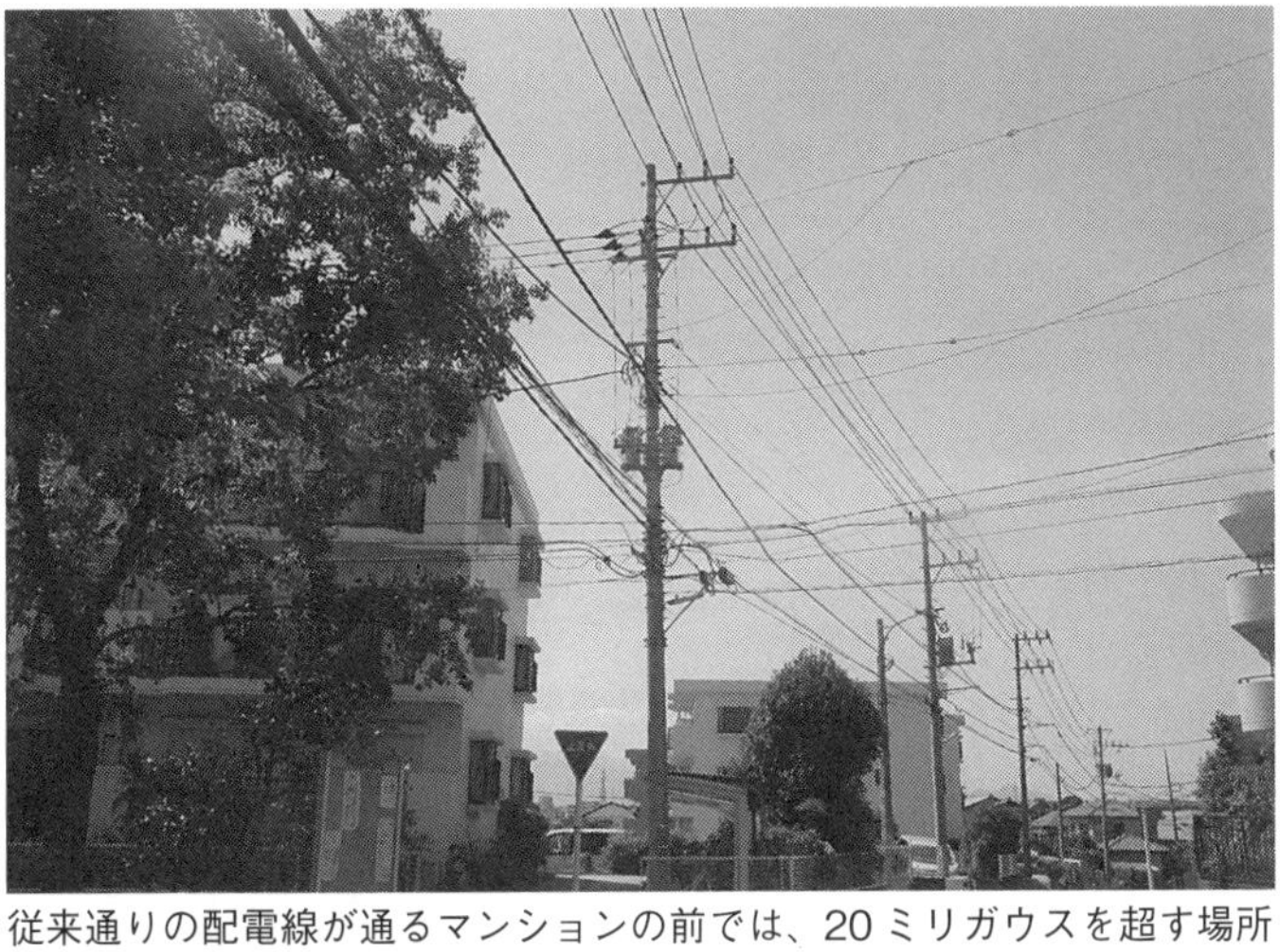

従来通りの配電線が通るマンションの前では、20ミリガウスを超す場所もある＝神奈川県藤沢市内で

るので、自宅は以前の倍以上の電磁波を浴び始めた。

両親に高血圧や不整脈、心筋梗塞の症状が現れた。父親は体調悪化で歩行困難となった。システムエンジニアだった娘の石島悦子さんは父親の介護を手伝うために戻った。自宅に戻ると、家を離れてから一〇年間治まっていた頭痛が再び始まった。異変は続いた。インターネット用の電話回線（ＡＤＳＬ）の工事をしても、つながらなかった。ネット会社から「お宅に何か、強い電磁波を出すものがありませんか」と言われた。原因がつかめないまま、結局、使えなかった。

簡易な電磁波測定器で自宅の中を測ると、父親が寝ていた二階の部屋は二〇ミリガウスを超えた。東京電力の地元の担当者を呼び、「補償も何もいらないので、父が家で寝られて介護ができるようにして欲しい」「電線を地下に埋めるか、電磁波をシールドしてくださ い」と訴えた。だが、「希望には添えない。他にも同じような訴えが結構あるが、応じていない」と断られた。

石島さん方は一〇〇メートルほどの路地の中ほどにある。一〇軒ほどの小さな区画なのに、石島さんが調べると、脳溢血や心臓まひで突然亡くなった人が四、五人いた。路地の角の店では、配電線の真下の二階に寝ていた夫が突然死していた。

「このまま、ここにいたら殺される」と一家は自宅を捨て、桐生市北部の山の中のアパートを借りて住み始めた。劇的な変化が起きた。寝たきりだった父親が少し歩けるようになった。石島さん自身も、自宅にいた時に悩まされた、気を失ってしまうほどの頭痛や嘔吐、記憶障害が少しずつ良くなった。

だが、体調の回復もつかの間、電磁波過敏症になった。転居アパートの近くに建つ携帯基地局が出す高周波の電磁波にも過敏となった。家の中にいる時だけでも電磁波を減らそうと工夫した。最も効果があったのはアースで、アパートの屋根のトタン板や窓枠のアルミサッシにアース線を付けた。高周波の電磁波によって屋根に生じる渦電流を地中に逃がすようにしたら、体が楽になった。

石島さん一家の場合、配電線の増設後に起きた健康被害を何度も訴えたのに、東電の担当者らは、配電線の三つ編み化という最善の対策を隠し続けた。

いったんは三つ編み化工事をすると応じながら、拒否した例まである。東京都調布市の、甲州街道沿いの三階建て住宅の前にある配電線の三つ編み化を二〇〇二年、その家の主婦が申し出た。二～四ミリガウスでも小児白血病のリスクがあると知り、三階の子供部屋が心配で、東電の社員に相談した。「電線を三つ編みにすれば、電磁波を低減できる。家の前の電柱の間だけを三つ編みケーブルにする費用は六万円程度でしょう」と説明された。

主婦は、工事費を自己負担しても電磁波を減らしたいと、改修工事を依頼した。ところが、その夜になって「工事には応じられない」という電話が入った。納得できないと言うと、社員は上司とともに説明に来た。「三つ編み化工事は、建物と電線の間に必要な距離が取れない場合に行なうものだ。電磁波を減らす理由では行なえない」と言われた。再三交渉を重ねても、最後まで拒否された。

成功例もある。神奈川県鎌倉市の主婦は、健康不安を訴えても東電が応じないことを知っていた。パソコンなどの機器の不具合を主張し続けた。東電側が折れ、工事費用（八万円）の自己負担と引き換えに、配電線の三つ編み化を行った。

三つ編み化は、数万ボルトの高圧送電線の電磁波低減にも効果がある。例えば、地下埋設の高圧線だ。都市部では美観や防災面から、歩道などの下に、高圧線の三本のケーブルを横に並べて地下二メートルほどの深さに埋めている。ガス管や水道管との共同溝に収めるので、地表に漏れる電磁波が数十ミリガウスに達する場合がある。歩道を歩く人やそばのビルの人は知らずに強い電磁波を浴びている。

埋設場所の目印は、歩道わきにある鉄製のボックスだ。埋められた高圧線をそばのビルに分岐する設備で、その周辺に高圧線が埋設されている。地下の高圧送電線も三つ編み化をすれば、地上に漏れる電磁波が劇的に減るはずだ。

4　電磁波を出さない家電製品、魔法の仕組みは「電流の向きを互いに逆に」

電気毛布パニック

家電製品は、メーカーや種類によって電磁波の強さが違う。しかし、大抵の家電製品は、発生源から一メートルほど離れる「距離の原則」に従えば、電磁波による健康影響は消える。だが、体に密着して使う電気毛布や電気カーペット、ヘアドライヤー、ひげそり機などは、身体から離しては効果がなくなる。そこで、電磁波（磁場）をうまく減らせないかと考案された製品がある。

電磁波カット製品で、最も早く開発されたのが電気毛布だ。電気毛布の危険性が社会問題となったからだ。米国の疫学者ナンシー・ワルトハイマー博士が一九八六年、「電気毛布と流産」と題した論文で、「妊娠初期に電気毛布を使うと流産や異常出産が増える」と発表した。この研究をきっかけに同様の研究報告が続いた。マスコミも報道し、米国で「電気毛布パニック」が起きた。メーカーは製品の改良に着手し、電磁波の強さを数十分の一に減らした製品の販売を始めた。

消費者への情報提供を目的に、米国の環境保護庁（ＥＰＡ）は一九九二年、従来の電気毛布と電磁波カットの毛布を比較し、実験結果をパンフレットで公表した。従来の電気毛布は最大三九ミリガウス、平均二一ミリガウス（毛布の表面から五センチで測定）だったのに対し、電磁波カットの製品は最大二・七ミリガウス、平均〇・九ミリガウスと従来品の二〇分の一に減らしていた（第三章6）。

このデータがマスコミなどで広く伝えられ、欧米では電磁波対策をしていない電気毛布は、買う人もいなければ売ろうとするメーカーもなくなった。

多くの疫学調査や動物実験の結果などをもとに、世界保健機関（ＷＨＯ）は二〇〇七年に「環境保健基準二三八」を発表し、家電製品などから出る電磁波（超低周波電磁波）の発がんの可能性を認めた。ようやく日本でも、電気毛布や電気カーペットなど、電磁波カット対策をうたう製品が販売され始めた。

日本では、ＷＨＯが電磁波の発がん性を発表するまで、電気毛布を含めて電磁波カットの製品はほとんど販売されなかった。かつて、ある家電メーカーが電磁波カットの電気カーペットの新製品を開発して売り出したら、通産省（現・経済産業省）から「電磁波の健康影響を防ぐとＰＲすることはやめろ」と圧力を受けた。そのメーカーは業界からもつまはじきされ、製品広告で電磁波の有害性を説明するのをやめた。他の家電メーカーは、従来の電気毛布や電気カーペットが数十ミリガウスの電磁波を出していても、お構いなしに販売を続けた。マスコミも米国の電気毛布パニックを報じなかったため、国内では消費者のパニックは起きなかったからだ。

簡単な電磁波カットの原理

電磁波カットの原理は簡単だ。電流の向きが逆の細い電線（ヒーター線）を二本ずつ平行に並べ、各電線から出る電磁波を互いに打ち消し合わせる。高圧線の三相交流の場合は、電線を三つ編みにして打ち消させるのと同じ原理だ。

家電製品の電磁波を減らすためには、製品自体のデザインや材質の選択が大きく関係する。モーターや変圧器（アダプター）を備えた電気製品はコイルを何重にも巻いているので、強い電磁波を発生する。この電磁波を減らすため、製品カバーや容器は、電磁波の遮断効果のある鉄などの金属製が望ましい。ところが、家電メーカーはデザインや軽量化、低コストを優先し、扱いやすいプラスチックを使いたがる。だが、プラスチックだと電磁波は簡単に突き抜けるので、低減効果は全くない。消費者が、軽さやデザイン、価格ばかりに目を奪われて製品を選ぶと、無用に強い電磁波を浴びるので、注意が必要だ。

毎日のように使うヘアドライヤーも、健康影響が指摘されている。頭に接近して使うので一〇〇ミリガウスを超える電磁波を浴びる。特に、夜間の使用は注意が必要だ。睡眠のサイクルを司る「睡眠ホルモン」のメラトニンが通常は夜間に分泌されるのに、強い電磁波を頭に浴びると、その分泌が抑えられるからだ。

欧米では、電磁波カット機能のヘアドライヤーが、ネット通販などで普通に売られている。特に理容師や美容師向けには、「乳がん対策」をうたった製品が販売されている。客の頭に当てるドライヤーがちょうど自分の胸の位置に来るからだ。

国内でも、こうした電磁波カットのヘアドライヤーが販売されるようになった。男性のひげそり機も、乾電池を使う直流タイプや、交流でバッテリーを充電するタイプは、磁場が変動しないので健康影響が少ないとされる。だが、むやみに激しく動かすと、体に対して磁場が変動することになり、注意が必要だ。電磁波の性質を理解しておけば、それに応じた工夫で健康影響を減らすことができる。「磁場が変動すると電流が生じる」という電磁誘導の原理を忘れないでほしい。

電磁波から身を守る最も手軽な方法は、できるだけ電気製品を使わないことだ。また、使わないときは電源を切ることが大事だ。たとえ電源スイッチを切っても、最近の家電製品は、すぐに使えるように微弱な待機電流が流れている。そうでない製品でも、コンセントにつながった電気コードに電圧がかかっている。電流が流れないので磁場は発生しなくても、電気コードの周囲に強い電場が広がっている。特にパソコンやテレビは、スイッチを切っても待機状態の電源から電場や磁場が発生しており、健康影響を受けることになる。

不要な電場や磁場のカットには、コードをコンセントから抜けばいいが、毎回だと手間がかかる。そんな時に役立つのがスイッチ付きの電源タップだ。コンセントに差し込んでコードをつないでおけば、電源をスイッチで切れる。ただし、スイッチの向きを合わせないとコードに電場が残るので、注意が必要だ。

5　頭痛がする部屋、電磁波の測定で原因機器の撤去・改善へ

頭痛は隠れた国民病

頭痛は「隠れた国民病」と言われ、子どもから大人まで患者が増えている。原因の一つに、省エネタイプの照明や無線ＬＡＮなどの高周波が浮上している。

「最近の家庭では、低周波よりも高周波の電磁波の方が強くなっている。でも、ほとんどの人が気づいていていない」。ＮＧＯ「電磁波問題市民研究会」で電磁波測定を担当する鮎川哲也さんが、その変化を最初に感じたのは二〇〇七年秋だった。

埼玉県東部の市に住む高齢女性の依頼で、一戸建ての自宅を調べた。いつもの手順で、低周波と高周波の電磁波を別々に測定できる二台の機器を手に持ち、室内を調べ始めた。依頼者が最も長時間いる場所で最初に測定し、その値を目安に測定範囲を拡げるやり方だ。

電磁波強度が高そうな方向の見当を付けて進む。低周波は低い値なのに、高周波の測定器の値だけがどんどん高くなっていく。

「高周波の発生源らしい機器は見あたらないのに、なぜだろうか」「まさか、これが……」と近づくと、測定値は一気に高まった。そこは大型冷蔵庫の裏だった。節電に役立つと増えているインバーター式の冷蔵庫だった。

当時の測定結果を記した「電磁波計測シート」がある。大型冷蔵庫の前で、低周波は〇・三〜〇・四ミリガウスなのに、高周波は九・五ボルト／メートル（電力密度換算で二四マイクロワット／平方センチ）。炊飯器からも高周波が二・九ボルト／メートル（二・二マイクロワット／平方センチ）発生していたが、これもインバーター式だった。

鮎川さんは、電磁波問題に取り組むNGOに調査依頼があると担当する。測定を始めた頃は、近くの高圧送電線の影響を調べてという依頼がほとんどだった。その後、携帯基地局やオール電化住宅の増加などで、電磁波の環境が大きく変化した。歩調を合わせるように電磁波過敏症で苦しむ人たちの依頼が増えている。

東京・多摩地域に住む会社員も、頭痛がひどく、会社を休職していた。頭の後ろが重くて締め付けられると訴え、「電化製品を減らしたいので、室内の電磁波を測定してほしい」と依頼された。

会社員の家は周りに緑も多く、携帯基地局は家から見える範囲にはなかった。家の中はオール電化住宅の見本のようで、ＩＨ（電磁誘導加熱）調理器を始め、最新の家電製品に囲まれていた。一年ほど前に建てられたばかりだった。

まず、比較の基準値とするため、家電製品を全く使わない状態で測定した。室内の低周波の値は〇・八〜〇・九ミリガウス、高周波も〇・一七ボルト／メートル（電力密度換算で〇・〇〇八マイクロワット／平方センチ）と、いずれも低かった。この後、室内の家電製品の電源スイッチを入れながら、一つ一つ測定していった。

キッチンのＩＨ調理器から出ている電磁波は、低周波が二二・五〜二三・一ミリガウス、高周波が二三・一ボルト／メートル（一四一マイクロワット／平方センチ）あり、ともに健康影響が出るほどの強さだった。料理好きの会社員はＩＨ調理器でよく料理をしていたといい、「ＩＨのそばにいると調子が悪い」と打ち明けた。

室内の照明はインバーター式蛍光灯で、前述の埼玉県東部の依頼者宅と同様、高周波は一七・七ボルト／メートル（八三マイクロワット／平方センチ）と高かった。室内の空気清浄機も、低周波は一・一〜一・七ミリガウスと低いのに、高周波が四・二ボルト／メートル（五マイクロワット／平方センチ）と高かった。

無線ＬＡＮもあったが、訪問時は使用を中止していた。依頼主にスイッチを入れてもらって測定すると、低周波は〇・八〜〇・九ミリガウスで、室内で計った比較用の基準値と同じだった。つまり、低周波は出ていないことを示していた。

ところが、無線ＬＡＮのマイクロ波は一・一ボルト／メートル（〇・三マイクロワット／平方センチ）だった。他のインバーター式の家電製品よりも低い数値なのに、鮎川さんは測定中、頭痛がして早々にスイッチを切った。依頼者も同様だった。

なぜか。無線ＬＡＮの周波数は二・五ギガヘルツ（二五億ヘルツ）で、蛍光灯などのインバーター式家電の中間周波数（数十〜数百キロヘルツ）より数万倍も高いからだ。電磁波のエネルギーは、周波数が高くなるほど強くなり、それだけ人体への影響が大きい。電磁波の規制値を作る民間団体ＩＣＮＩＲＰ（国際非電離放射線防護委員会）も、周波数が高いほど、規制値をより低い値に設定しているのは、こうした理由からだ。

改善策の提案

鮎川さんは終了後、会社員に測定値を示し、改善策を提案した。電磁波過敏症を軽減するため、電磁波の発生源を減らす三つの原則を挙げた。まず使用機器を減らし、次いで使用時間の短縮、使用機器から離れることだ。

会社員は無線ＬＡＮを外し、二階の寝室の近くを通る配電線も電力会社に離してもらった。ＩＨ調理器の代わりに、都市ガスの配管工事をしてもらった。

二カ月後、「将来のことについて相談したい」と連絡してきた会社員と再会した。「測定時は見るからに体調が辛そうだったが、表情は以前より明るくなっていた」と鮎川さんは言う。

その後、会社員はＩＴ関係の勤務先に復帰し、週に一、二回、午前中の勤務ができるまでに回復した。職場では頭痛やめまい、だるさが続き、休職せざるを得なかった。職場に復帰後は、無線ＬＡＮの影響を減らすため、机の位置を変えてもらったという。

「これから体調が回復するだろうか」と相談された。「以前のように改善しなくても、最悪の事態のことが過去のように思える日が来ますよ」と励ました。

鮎川さん自身も電磁波過敏症で苦しんだ体験があった。かつて映画関係の出版社に勤めていた。「当時はＩＴ大好き人間でした。コンピューターを使った編集（デスクトップパブリッシング）を一手に引き受けた。自宅でも会社でも、朝から晩までコンピューターに囲まれる生活を続けていた」。

徐々に体調が悪化し、夕方になるとぐったりし、何もやる気が起きなくなった。原因を調べるうちに電磁波だと考えるようになった。知人から紹介された市民研究会の例会に顔を出した。それ以来、欠かさず出席してきた。会が電磁波測定器を購入し、相談者の依頼で測定を始めた。電磁波過敏症の影響もあって会社を退職した鮎川さんは、時間的余裕もあるので、測定業務に専属で携わり始めた。

長年の測定活動を通じ、多くの人が電磁波の影響に悩んでいることを知った。意外な発生源も見つけた。インターフォンやトイレ洗浄機、火災報知機の無線端末などだ。有名な健康器具からも一五〜一七ボルト／メートルの高周波が出ていた。依頼者は体調不良を治したいと購入したのに、室内の電磁波汚染を増やす結果になっていた。

鮎川さんは、電磁波の影響で悩む人へのアドバイスとして、電磁波を測定して実態をつかむことを勧める。「電磁波は見えないので、不安になるのは理解できる。でも、発生源を見つけて電磁波を減らさないと、改善は無理です」。

6　難治性の電磁波過敏症には抗酸化物質の摂取を

抗酸化物質の接種で自衛

電磁波の健康被害を減らす最善の対策は、何よりも、電磁波の曝露をできるだけ減らすことだ。健康を取り戻すため、シールドクロスを張って高周波をさえぎったり、電気製品から離れて低周波を浴びないようにしたり、寝室のブレーカーを落として電場をカットして寝たりと、人々はいろいろな工夫をしている。

だが、電磁波に過敏となった体質は元通りになりにくい。過敏症の治療を手がける医師は国内に極めて少ない上、治療法も、ビタミンやミネラルの補給などの食事指導や運動療法などのアドバイスが多い。そこで、電磁波に過敏な人たちが取り組む自衛策の一つが、野菜や海藻に多く含まれる抗酸化物質の摂取だ。

電磁波を浴びると活性酸素（フリーラジカル）が発生することは、世界中の多くの研究で確かめられている。私たちの体内には、この活性酸素を除く抗酸化酵素（たとえばスーパーオキシドディスムターゼ）や抗酸化物質があるので、普段は活性酸素の悪影響を抑え込んでいる。ところが、パソコンや携帯電話などの電磁波を慢性的に浴び続けると、過剰な活性酸素を処理できなくなる。細胞膜が過剰に酸化されて硬くなったり変性したりし，健康が損なわれる。そこで、抗酸化物質の不足分を補給し、体調を元に戻そうという考え方だ。

電磁波と活性酸素の関係は、国内ではほとんど知られていない。理由の一つは、電磁波の健康影響をきちんと調べる研究者が少ないうえ、活性酸素の測定の難しさもあった。活性酸素が発生すると、すぐに周囲の物質から電子を奪って酸化し、瞬時に消えてしまうからだ。逆転の発想で、活性酸素を測定する代わりに、酸化された物質を「指標」として、その量を測定する方法が考案された。電磁波と活性酸素の関係を裏付ける研究が欧米で次々と発表されるようになった。

代表的な酸化の指標は、細胞の膜が酸化されて生じる物質ＭＤＡ（マロンジアルデヒド）だ。たとえば、電磁波を浴びた脳に生じたＭＤＡの量を測定すれば、活性酸素の発生量が分かる。もう一つの酸化指標が、ＤＮＡ（遺伝子）の核酸が酸化されて生じる物質８‐ＯＨｄＧ（８‐ヒドロキシデオキシグアノシン）だ。これらの物質が多いか少ないかで、遺伝子損傷の程度が分かる。細胞死や発がん、老化などのリスクの目安となる。今や、最も注目される生体酸化の指標だ。

身体が電磁波を浴びると、この二つの酸化指標が急増する。一方、抗酸化物質を体内に摂取すれば、この酸化指標が低くなることを示す多くの研究がある。

たとえば、二〇〇四年の研究で、毎日一時間ずつ一週間にわたって携帯電話の電磁波をネズミに浴びせると、脳内の酸化指標（ＭＤＡ）が増え、抗酸化酵素（スーパーオキシドディスムターゼ）も減った。ところが、前もって抗酸化物質（イチョウ葉エキス）を与えたネズミでは、この変化が起きなかった。つまり、電磁波による脳の酸化が、抗酸化物質の摂取で抑えられたことを示した。

二〇〇五年には、携帯電話をポケットに入れる習慣を想定し、電磁波の影響を受けやすい位置にある腎臓の変化を調べた研究がある。ネズミに毎日三〇分ずつ一〇日間、携帯電話の電磁波を浴びせ続けた。抗酸化物質（メラトニン）を与えられなかったネズミのグループは、腎臓のＭＤＡが増えて抗酸化酵素も減ったのに、メラトニンを与えられたグループでは、こうした変化が抑えられていた。

植物になぜ抗酸化物質が多いのか

抗酸化物質が電磁波対策で頼もしいのは、事前の投与だけでなく、電磁波を浴びた後に投与した場合でも、改善効果が見られることだ。

たとえば、一九九七年に世界で初めて電磁波と活性酸素の関連を発見した米・ワシントン大のヘンリー・ライ博士らの研究もその一つだ。携帯電話と同じ高周波（マイクロ波）をネズミに浴びせた実験で、脳の神経細胞のＤＮＡの二重らせんが切断されることを発見した。その後、博士らは、抗酸化物質のメラトニンを事前にネズミに与えた場合と、高周波を浴びせた後にメラトニンを与えた場合との違いを調べた。いずれの場合も、ＤＮＡの切断は起きなかったと報告している。

各種の実験で効果が確認された抗酸化物質は、メラトニンやビタミンＣ、ビタミンＥ、ビタミンＤ、各種のフラボノイド（緑茶やクルクミンなど）、グルタチオンなどがある。多くが穀類や豆、野菜、果物などの植物に含まれる成分だ。

植物に抗酸化物質が多いのは理由がある。常に紫外線などの酸化ストレスにさらされるため、植物は抗酸化物質を合成して自らを守っている。種の保存のため、特に種子に多くの抗酸化物質が含まれている。人間などの動物は、これらを食物として取り入れ、紫外線などで体内に発生した活性酸素を除去している。

発酵などによって二次的に生じる抗酸化物質もある。たとえば味噌や納豆などだ。微生物による加水分解で、抗酸化作用を持つ新たな成分が生まれる。

中でも、味噌の抗酸化作用は世界的に知られている。きっかけは長崎の原爆だった。一九四五年八月九日に長崎に原爆が落とされた時、爆心地から二キロ弱の聖フランシスコ病院でも多くの人が被爆した。病院内に戦時下の食料備蓄として大量の味噌としょうゆ、わかめが保管されていた。被爆した患者や医師、看護師らは毎日、わかめの味噌汁を飲み続け、原爆症の被害が少なかったとの記録が残されている。病院の医長だった秋月辰一郎博士が味噌汁の摂取を指導したからで、被爆者を救助したスタッフらに放射線障害が出ず、その後も元気に生存した。

秋月博士の著書『長崎原爆体験記』は話題となり、チェルノブイリ原発事故のあと、放射能に汚染されたヨーロッパでは日本から味噌が輸入され、大いに売れたという。秋月博士の体験をもとに、広島大学・原爆放射能医学研究所のグループが、味噌をマウスに投与して放射線障害の防止効果を調べた。放射線への抵抗力が五倍も高くなり、特に熟成期間の長い味噌ほど防止効果があった。

原爆の放射線のほとんどは、人体の細胞の水分子に当たって活性酸素（ヒドロキシラジカル）を生じ、DNAを切断する。この活性酸素によるDNA切断は放射線の直撃によるDNA切断よりも大きく、切断全体の九割を占めるという。

あまり知られていないが、宇宙飛行士たちは抗酸化物質を携行する。宇宙で浴びる放射線は過剰な活性酸素を作り出すため、抗酸化物質が活性酸素対策で役立つからだ。放射性物質の漏洩事故で放射線を浴びた人々の治療にも抗酸化物質が使われてきた。

7　電場が健康影響、アースで屋内配線や電気製品の電界を除去

電磁波による健康影響

電気製品や配線が出す電磁波は、電場（電界）と磁場（磁界）の両方の性質を持つ。これまでは磁場の問題ばかり注目された。四ミリガウス以上で小児白血病の発症リスクが二〜四倍など、疫学調査や動物実験、細胞実験で磁場の影響が研究されてきた。一方で、見過ごされてきたのが、「電場」による健康影響の問題だ。

電場は、電圧がかかるだけで発生する。部屋の天井や壁、床の中に隠れた電気配線、コンセントの周囲には、分電盤のブレーカーを落とさない限り、電場が常に発生している。家電製品のスイッチを切っても、電源コードがコンセントにつながっている限り、コードの周囲に発生している。頭痛や目のかすみ、皮膚の痛みなどの症状を訴える電磁波過敏症の人の部屋では、高い電場が見つかる。

電場の健康影響に関心が向き始める中、電場と電磁波過敏症の関連を示す実験結果が二〇一一年、米国・ルイジアナ大のA・A・マリノ博士らから『インターナショナルジャーナル・オブ・ニューロサイエンス』で発表された。電場によって電磁波過敏症の典型的な症状が起きた再現試験として世界で注目された。

電磁波過敏症の症状を示す三五歳の女性内科医が実験台となった。医師は木製のいすに座り、体の両側から、三〇〇ボルト／メートルの電場（六〇ヘルツの交流）を九〇秒ずつ浴びた。実験は二重盲検試験で行なわれ、電場をかける場合（曝露）も電場をかけない場合（疑似曝露）も、内科医に知らせなかった。

電場をかけた場合、内科医は頭痛や筋肉のひきつけ、心拍が飛ぶ不整脈などを訴えた。一方、疑似暴露の場合は訴えなかった。こうした症状は、電場の継続的な暴露の最中よりも、電源スイッチの開閉によるパルス状の曝露で起きた。

実験で使った電場の強さ（三〇〇ボルト／メートル）は、日常生活でよく経験する大きさだ。たとえば、アースが付いていないパソコンを使う場合、電場は五〇〇ボルト／メートルほどになる。ちなみに、国（経済産業省）が一般人を対象に定めた安全基準は三〇〇〇ボルト／メートル以下だから、その一〇分の一でも症状が出た訳だ。

電場の健康影響は一九八〇年代から欧米で問題となった。コンピューターのブラウン管式画面（ＶＤＴ）の前に座る多くのオペレーターに、頭痛などの神経症状や発疹などの皮膚症状が生じたからだ。このため、スウェーデンでは、対策としてコンピューターにアースの設置を義務づけ、安全基準として電場は二五ボルト／メートル以下（磁場は二・五ミリガウス以下）と定めた。これが標準となって、パソコンを含めて多くの家電製品がアース付きで販売されるようになった。

日本はアースのない二口コンセント

欧米ではこれだけ電場の規制が厳しいのに、日本国内では、パソコンを始め、アースが付いていない多くの家電製品が売られてきた。洗濯機や冷蔵庫、電子レンジは裏面にアース端子があるが、ほとんどの人はアースを付けずに使用している。購入者に電場の健康影響が知らされていない事も関係するが、最大の問題は、アースを軽視した日本独特のコンセントの形状だ。

部屋のコンセントを見ると一目瞭然だが、細長い穴が二つしかなく、「二口コンセント」と呼ばれる。トイレや台所など水回りにあるコンセントを除き、アース線をつなぐための穴や端子が初めから付いていていない。

海外旅行で経験するが、外国では、穴が三つの「三口コンセント」が普通だ。三つ目の穴（極）がアース用で、三つのピンがついた電源コードのプラグを差し込むだけでアースが取れる。アース用の穴は、万一の感電防止に役立つだけでなく、家電製品や電源コードから出る電場を除去する効果がある。

たとえば、外国製パソコンの電源コードは、プラグに三つのピンがあり、三口コンセントに差せば、電場を簡単にスウェーデンの安全基準以下に減らせる。

しかし、日本製のパソコンにはアース用のピンが付いていない。筆者のパソコンも日本製だったので、アース対策が必要となった。

ホームセンターに出かけ、緑色のアース線とアース棒（銅製）を購入した。アース線をつないでアース棒を地中に打ち込み、アース線の片方の端をパソコンの金属部分にワニ口クリップでつなぐと、劇的に電場の値が下がった。アース線を付ける前、電場は五〇〇ボルト／メートルほどあったのに、アース線をつなぐと二〇ボルト／メートルに下がった。パソコンにたまった静電気もアース線を伝わって地中に流れたからだ。アース線をつなぐ前は、マウスを長く触っていると、右手がしびれる感覚だったが、その感じも消えた。マウスの電場を測るとパソコン本体と同様に下がっていた。着ている服に誘導された電場も下がった。

パソコンを長く使っていると頭痛や目のかすみ、皮膚のヒリヒリ感を訴える人が少なくない。アースの取り方をアドバイスし、症状の改善した人が多かった。

アースで電場を減らすと、さまざまな体調不良が改善する。たとえば、電磁波カットのカーペットもその一例だ。国内で売られる「電磁波カット」が売りの電気カーペットは、平行した加熱線同士で磁場を消し合う方式を採用する。確かに磁場はほとんどカットできているが、電場は変わらず発生している。購入したものの、座っていると体の異常なだるさで使用を止めた人がいた。そこで、電場を調べると三〇〇ボルト／メートルを超えていた。電場をカットする方法として、ステンレススチールの極細線維を織り込んだ布（高周波カット用のシールドクロス）でカーペット全体を覆い、この布をアース線につなぐと、電場は一〇ボルト／メートル以下に下がった。その後、体調不良を訴えることはなくなった。

電場は、ビルや住宅の屋内配線（壁や床の内部に張り巡らされた電線ケーブル）や高圧送電線、配電線からも出ている。こうした電場は磁場と共に、人間だけでなく、電気製品や電子機器自体にも悪い影響を与える。高圧送電線のそばの住宅などで、テレビや冷蔵庫、電話機が短期間で壊れたという苦情をよく聞く。

なぜ、電場が周囲に悪影響を与えるのか。電場に暴露されると、人体や機械などに静電気が誘導されるからだ。「静電誘導」と呼ばれる現象だ。パソコンの画面やコンセントに細かいほこりがたまるのも、画面などに誘導された静電気がほこりを吸い寄せるからだ。静電誘導は、学校の授業でも習うが、生活の中でどんな意味や影響があるのか、教えてくれないのが学校教育の現状だ。

有害な電場を除去するため、ビルや家庭のコンセントをアース付きの三口タイプに変えるべきだろう。コンセントの端子にアース線をつなぐ手間はかかるが、電気製品や電気コードから発生する電場を劇的に減らすことができる。パソコンの操作中に出る頭痛などの電磁波過敏症は大方消えることになる。詳しい方法は第四章８「電磁波カットのモデルハウス作り」で紹介したい。

電場がなぜ、頭痛などの神経症状を引き起こすのか。最近解明されつつあるメカニズムについて、第五章１「赤血球が数珠つなぎ」で詳しく紹介したい。

8　モデルハウス、自力で電磁波対策の家を作る

「**電磁波の健康影響のないモデルハウスを建てよう**」

福岡県東部にある筆者の実家は、両親がすでに亡くなって空き家だった。建て直すことを考えた時、頭に浮かんだ。電磁波対策のモデルハウスにすれば、電磁波問題に取り組んだ二〇年間を形にできるのではないかと。亡き父と母も「やってみればいい」と言ってくれている気がした。

電磁波の健康影響がない家とは、自分の体は自分で守る自衛できる家だ。電気工事士の誤った電気配線、それを見過ごす建築業者や設計士の施工管理の実態を各地で見聞した。その家に住む人の健康は、じわじわとむしばまれていた。一念発起で第二種電気工事士の試験を受け、資格を取得した。木造住宅の設計や施工は設計事務所と工務店に依頼したが、

電気工事関係は自ら行った。

国内では、業界や行政に電磁波問題への理解がないため、参考になる施工方法は見当たらない。そこで、電磁波問題に取り組む欧米の電磁波コンサルタントなどのやり方を、彼らの著書やインターネットなどから入手して学んだ。

電磁波対策のモデルハウスを作る上で、三つの注意点を心がけた。第一は「屋内配線の電磁波対策」、第二は「家電製品の電話やテレビ、インターネット回線の電磁波対策」、第三は「屋外から侵入する電磁波への対策」だ。

第一の屋内配線の対策に触れる前、国内の住宅の屋内配線の実態について説明したい。天井や廊下の照明に加え、各部屋には、電気製品を使うためのコンセントが至る所にある。照明やコンセントに電気を送る配線が天井裏や壁、床の下に張り巡らされている。普通の家の電気配線はかつて延べ三〇〇メートルほどだったが、最近はオール電化などで電気の使用量が増え、配線も一〇〇〇メートルほどに伸びた。

屋内配線に通常使われる電線はビニルシースケーブル（ＶＶＦ）と呼ばれる。塩化ビニールで電線を絶縁・保護しているが、電磁波はカットできない。屋内配線が長ければ長いほど、壁や天井、床から発生する電磁波が増えることになる。

今回のモデルハウスでは、屋内配線はすべて、国産の「電磁シールド付きケーブル」（昭和電線のノイレックス・ケーブル）を使った。価格はＶＶＦの五倍ほど高いが、電線のまわりを軟鉄の薄いテープで巻いて、アース線も組み込んでいる。この端をアースすれば、電場が完全に除去できるし、磁場も通常のＶＶＦの三分の一ほどに減らせる。

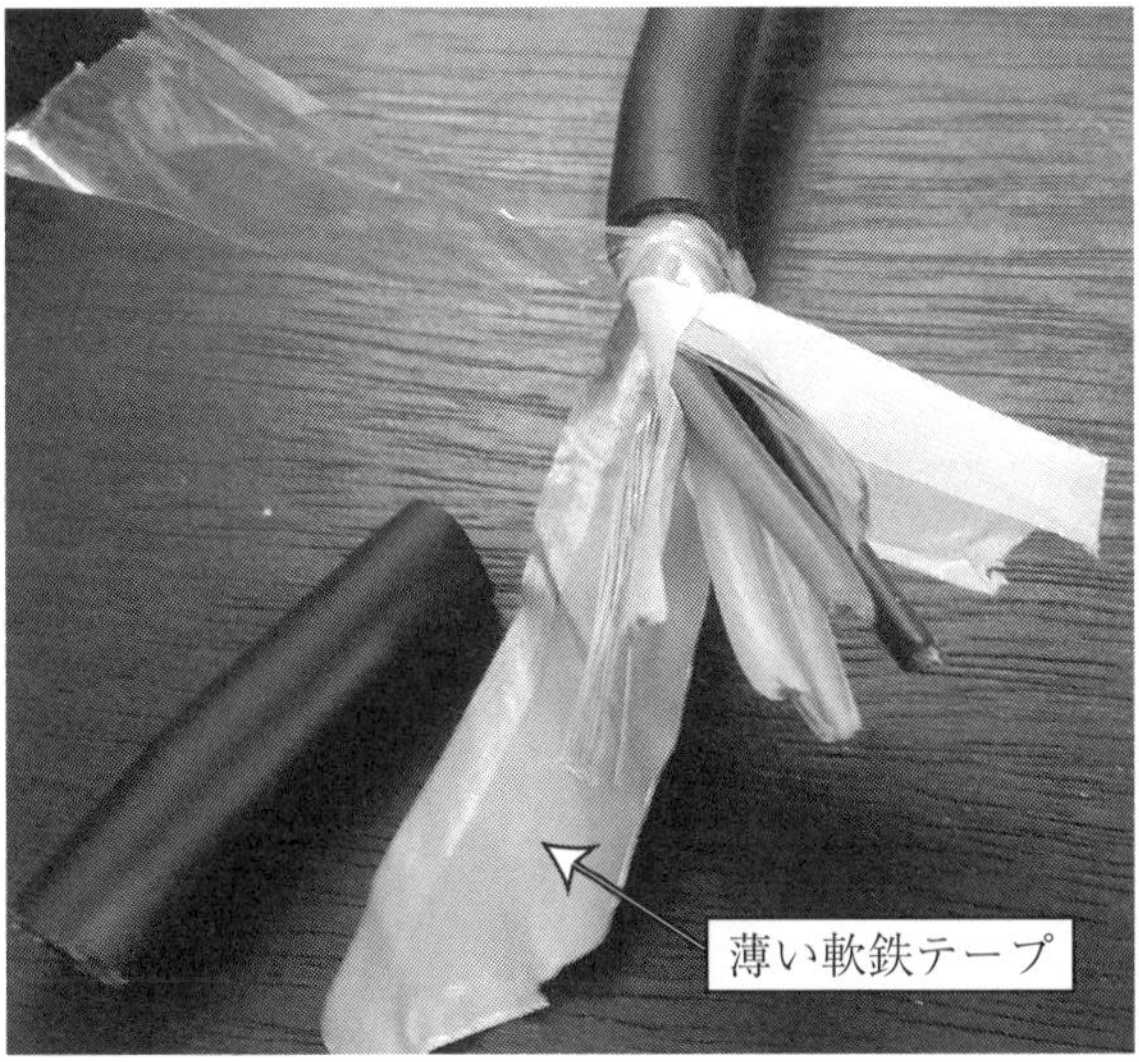

電磁シールド付きケーブル、ノイレックス・ケーブル

米国などでも、屋内配線の電磁波対策として、同様の電磁シールド付きケーブルが推奨されている。最近は、「電場一〇〇％カット、磁場の九割以上カット」をうたう特許取得の「シールド付きケーブル」が販売されるなど、一般の関心も高い。

各部屋のコンセントの電磁波対策も行った。日本では、トイレや台所などの水場を除き、穴が二つのコンセント（二口コンセント）が使われてきた。一方、外国では三つ穴のコンセントが使われ、一つの穴はアース用として使われる。このアース用の穴の目的は感電防止だが、家電製品の三本ピン付きプラグを差せば、家電製品から生まれる電場もカットできる仕組みになっている。

部屋や廊下のコンセントはすべて、外国のように、アース用の穴と端子が二重に付いたものにした。電磁シールド付きの屋内配線と三口コンセントによって、頭痛や疲労感、顔のヒリヒリ感など、電場に関係する諸症状をなくすことができる。

電磁波対策は、屋外の電力計から屋内の分電盤までをつなぐ「幹線」と呼ぶ太いケーブルにも必要だ。この幹線ケーブルには家全体で使う電気が流れるので、その周囲に電場と磁場が生まれる。この幹線をどのルートで通すか、電気工事業者に任されるが、工事の手間やケーブル費用から最短ルートが選ばれやすい。

電気工事業者は電磁波問題に関心がないため、幹線のルートとして、寝室や子ども部屋などの天井や壁の中を通すことがある。幹線には大電流が流れるので、強い電磁波を部屋の住人がまともに浴びることになる（第三章10「隠れ配線の恐怖」）。実際に、幹線が子供部屋などを通っていたため、体調不良となったケースが報告されている。

モデルハウスではこの幹線に三つ編みケーブル（CVT）を使った。国産の大容量の「電磁シールド付きケーブル」を入手できなかったためだ。代替策として、蛇腹のように曲がる金属管（可撓電線管）を購入、この中に三つ編みケーブルを通した。金属管の端にアース線をつなぎ、幹線の周囲に生じる電場を地中に逃がすようにした。

電柱の引き込み線から電気を受ける電力計も、住人が普段暮らす部屋から離した。子ども部屋の裏側に電力計が設置され、体調不良となった実例があるからだ。

照明には蛍光灯やＬＥＤを採用しなかった。蛍光灯は放電部分から、ＬＥＤも交流を直流に変換する部分から、数十キロヘルツの中間周波数の電磁波を出す。中間周波数の電磁波は「汚れた電気」とも呼ばれ、敏感な人は頭痛や皮膚の痛みなどの症状が出るためだ。代わりの照明はクリプトン電球（白熱電球の一種）に統一した。

家電対策や屋外からの電磁波対策

第二の「家電製品の電磁波対策」では、高周波のカットが目的だ。最近は、多くの家で通信手段として、有線電話の代わりに携帯電話が、有線ＬＡＮの代わりに無線ＬＡＮが、取って代わっている。モデルハウスでは、地元のケーブル通信会社と契約し、光回線のケーブルを引き入れた。電話とケーブルテレビ、インターネットの回線をすべて有線で利用するため、各部屋に電話やテレビ、インターネット用の接続ボックスを設置し、ボックスの位置も、屋内配線のコンセントから離すようにした。屋内配線の出口とインターネットなどのケーブルの間に誘電現象が生じて、ケーブルにノイズが混入するのを防ぐためだ。

第三の「屋外からの電磁波対策」は、配電線や携帯基地局など、外部からの電磁波の影響を防ぐのが目的だ。モデルハウスの敷地から携帯基地局は見えないものの、配電線がすぐ前の道路の上を通っている。敷地境界には高さ一五メートルほどのコンクリート電柱が立ち、変圧器が載っている。超低周波の磁場を測定器で調べると、室内では一ミリガウス以下で問題なかった。配電線や変圧器から一〇メートルも離れていれば、電磁波は一般環境のレベルまで下がるようだ（二、三階建てのベランダでは数値が高くなる傾向がある）。

高周波の対策としては、屋根の全面と壁のほとんどをガルバリウム鋼板で覆った。こうすれば、外部から電磁波が屋内に入るのを防ぐことができる。

最後に、体内にたまる電気を抜いて大地の電子を取り込む健康法「アーシング」を各部屋で行なえるようにした。専用アース棒（長さ一メートル）を庭に打ち込み、アース線を各部屋に引き込み、内壁の接続ボックスのアース端子につないだ。

一連の電気工事は電気工事士の資格を活かして独力で行ない、電気保安協会が行なう新居の竣工検査はノーミスで合格した。この竣工検査に立ち会い、考えたことがある。電気保安協会の検査員が電磁波測定器を携帯していなかったからだ。

第三章10で取り上げた「恐怖の隠れ配線」の問題も、電磁波が竣工検査の測定対象だったら、住人が入居する前に見つかって解決していたはずだ。建設会社も電気工事業者も、施工ミスなどに注意することは間違いない。電磁波測定器は数千円で購入できるから、早急に入手して完成検査で役立ててほしい。施主側も建設業者から建物を引き渡される際、電磁波検査の合格結果を求めたらどうだろうか。

9　体にたまる電気、新健康法アーシングで放電

「体に電気がたまる」と訴える電磁波過敏症の人が多い。金属のドアノブに触ると放電で指先がピリッと痛む、青い火花が出る人に出会ったことがある。電気がたまる原因の一つとして、合成繊維の服を脱ぐ時に生じる静電気がある。

静電気がたまりやすい人は乾燥肌が多い。症状が悪化するのは秋から冬にかけ、気温が下がって湿度の低くなる時期に目立つ。一方、雨の日や湿度が高い梅雨時期は症状が出にくい。湿度が高いと服を脱いでも静電気が起きにくい上、肌から常に放電が起きており、体に電気がたまりにくいからだ。

人体に電気がたまる最大の原因は電磁波だ。人体や金属など、電気を通す導電体が電磁波を浴びると、表面や内部に電気が発生する。ラジオのアンテナがよい例だ。電波がアンテナにあたると電気が発生する。戦後よく使われた鉱石ラジオは、電源なしでもラジオ放

送を聴けた。長いアンテナで集めた微弱な電気から電気信号（放送番組）を取り出し、余った電気はイヤホンを聴く電力として利用した。

電磁波を浴びて人体に生じる電気は、「静電誘導」と「電磁誘導」による。

「静電誘導」によって皮膚などの人体表面に誘導されるのは静電気だ。たとえば、人が高圧送電線の下に立つと人体に電荷が誘導される。送電線と地面の間に電界が生じており、人体は電気を通す導電体だから、体の表面に静電気が現れる。この電界による静電誘導は、電気製品や電気コード、屋内配線の周りでも生じる。最近の家屋は「電気の鳥かご」というほど、天井や壁に屋内配線が張り巡らされ、さまざまな電気機器に囲まれており、こうした静電気の格好の発生場所だ。

静電気が「電場」の産物なら、「磁場」の産物は、「電磁誘導」で生じる電流だ。たとえば、電流が流れている高圧送電線の下に人が立つと、送電線の周りに生じた磁場が人体を貫く。送電線の交流電流は周期的に変動するので、人体を貫いた磁場も変動する。この変動磁場によって人体に渦状の「渦電流」が生まれる。

人体の浴びる磁場が弱いと渦電流も小さいので、影響は無視できる。だが、体内には神経や筋肉に微弱な電流が流れているので、この渦電流が大きくなると、神経が刺激され、心臓や手足の筋肉がけいれんを起こすようになる。

体にたまった電気は、衣類の摩擦などで発生した静電気でも、送電線や家電製品などから生じたものでも、健康に悪影響を与える。皮膚だけでなく脂肪組織（脂肪は電気を貯める性質）にたまった電気は、体外に放電する必要がある。

アーシング

この体内にたまった電気を放電するため、大地を裸足で歩くのと同じ効果がある健康法「アーシング」が、二〇年ほど前、米国のケーブルテレビの元経営者によって考案された。欧米などで広まり、国内でも人気が出てきた。裸足で戸外を歩けない人のため、大地の代わりに、電気を通す導電性のシートやマットを使う方法だから、好きな時に利用できる。

電磁波過敏症に悩んできた福岡県内の主婦もアーシングの体験者だ。庭にアース棒を打ち込んでアース線をつないだ。このアース線を寝室に引き込み、ベッドに敷いた導電性シート（ステンレス製線維を織り込んだ布）の端にワニぐちクリップでつないだ。足元がジンジンする感覚がして、眠りが深くなり、寝覚めが良くなった。以前は朝起きると手の指が固まり、毎朝、指を一本ずつ伸ばしたが、アーシングで徐々に改善し一カ月で治った。長年の便秘も治ったという。

千葉県に住む主婦の友人も、オール電化の家で、首や肩のこわばりとめまいに悩まされていた。メヌエール病と診断され、処方薬を飲む毎日だった。同じようにアース線をつないだ導電性シートの上で寝るようにしたら、翌朝には体が軽く感じられ、めまいもなくなった。部屋飼いの猫がシートの上から離れず、気持ちよさそうにしているのを見て、「猫も自分と同じように体調が悪かったのかもしれない」と話した。

現代の人々は、電気配線や家電製品、携帯電話、無線ＬＡＮなどの電磁波に囲まれ、電気が体にたまりやすい生活をしている。だが、生活習慣の変化で昔と違い、人体にたまった電気が放電しにくくなった。靴の底は、電気を通さない絶縁性のゴムやプラスチック製がほとんどだ。家の床や壁なども絶縁材料でおおわれている。人々は大地から絶縁されており、電気は体内や室内にたまる一方だ。

「アーシング」は、大地を裸足で歩いたり、導電性シートの上で休んだりし、電気的にマイナス電位の地球とつながる。体にたまった電気は、足の裏やアース線を通って地球に逃げるので、私たちの体は地球と同じマイナス電位となる。

抗酸化効果も報告されている。地球には無限の自由電子（マイナス電荷）があり、足の裏から体の隅々まで流れ込み、体内にたまった活性酸素（フリーラジカル）を消去する効果がある。活性酸素は電子が不足した状態で、足りない電子を周囲から奪って細胞を老化させ、炎症などを起こす。体内に抗酸化酵素や抗酸化物質があっても、炎症が起きた場所のまわりは繊維化してバリケード状態になっているので、これらの抗酸化成分は浸透しにくい。ところが、自由電子は原子や分子よりもはるかに小さく、この壁を突破し、活性酸素にみずから電子を与え、活性酸素を消去する。地面（グラウンド）の頭文字を取って「ビタミンG」とも呼ばれるようになり、痛みや炎症の軽減などの効果が報告されている。

　アーシングの効果として注目されているのが、慢性的な筋肉痛の改善だ。「遅発性筋肉痛」（DOMS）と呼ばれ、不慣れな強い運動やスポーツ、筋肉労働によって起きる。特に水泳やテニス、野球や登山など、筋肉を伸ばす運動でよくみられる。痛みは、運動翌日から起こり、二四時間〜七二時間（一〜三日後）後にピークになる。痛みが取れるまで六〜七日間、時に一〇日を超すこともある。

　時間をかける以外に直す方法がないと言われるDOMSだが、アーシングで早く治る。二〇一〇年、米・オレゴン大のD・ブラウン博士らが、『ジャーナル・オブ・オールターナティブ・アンド・コンプリメンタリーメディシン』で実験結果を発表した。以来、欧米で自転車競技、フットボールやトライアスロン、重量挙げなど、多くのスポーツ分野でアーシングが取り入れられるようになった。

　アーシングができるのは、海岸の湿った砂浜や草、土のほか、塗装していないコンクリートなど、導電性の材料でできた場所だ。電気を通さない絶縁材料のアスファルトや木材、ゴム、プラスチック、ビニールの上では効果がない。

　木の幹を抱く「ツリーハグ」をしたり、芝生の上を歩いたり、家庭菜園で土いじりをしたり、独自の工夫でたまった電気を抜く人もいる。室内でアーシングをする場合、周囲に電磁波を出すものがないか、注意が必要だ。電気製品のそばだと、電場や磁場が体に誘導され、アーシングの効果が弱まるからだ。アース棒を地面に打ち込む際、高圧線などが近くにあると電場や磁場が誘導されるので、避けた方がいい。また、打ち込んだアース棒も、周囲の土が湿っていることが必要だ。土が乾いていると、電気が抜けにくくなり、アーシングの効果が減退する。

室内でアーシングに使えるシートやマットは、国内外でネット通販されているが、価格が比較的高い。見た目は悪くても、自分で作ることができるので、紹介したい。

必要なのは、①導電性のシート（アルミシートでも可、ただし、表面がプラスチックの膜で覆われていないもの）、②長さ三〇センチほどのアース棒、③室内に引き込むアース線（一階なら一〇メートルもあれば十分かも）、④アース線とシートをつなぐ「ワニぐちクリップ」の四点だ。ホームセンターで扱っているはずだ。

設置方法については、前述の主婦の実践方法を参考にして欲しい。あとは、シートの上で裸足になって寝るか休むだけ。肝心なことは素足や素手で触れることで、靴下や手袋をつけると導電性が失われる。アーシングはどのくらい続ければ効果があるのか。この方法を考案した米国のケーブルテレビ会社の元経営者クリントン・オーバー氏は、著書『Ｅａｒｔｈｉｎｇ』で、三〇分以上続けることを勧めている。また、雷が鳴る時は万一に備えてアース線を外してほしいとしている。

第五章　有害のメカニズム

1　赤血球が数珠つなぎ、頭痛や思考停止の原因に

血液のドロドロ化

家や職場で電磁波を浴びる生活を続けていると、疲労感や集中力の欠如、手足の冷え、むくみなどの症状が出てくる。こうした症状の原因として、異常な形態をした赤血球の増加が注目されている。

人々が生きて行く上で、血液、中でも赤血球は必要不可欠だ。酸素を全身の細胞に運び、二酸化炭素を肺に戻して処理する。均一な球状で、互いにばらばらに離れていないと正常な働きができない。

「ドロドロ血液」や「サラサラ血液」という言葉は一時、健康ブームの中で頻繁に耳にした。テレビでも、こうした赤血球が毛細血管を模擬したガラス管の中をどう流れるか、

取り上げられた。だが、健康器具の販売に利用して薬事法違反を起こし、高額商品を売りつけた業者も詐欺で逮捕され、下火となった。

当時は、血液のドロドロ化の原因がはっきりしなかった。ところが、携帯電話の電磁波を短時間浴びただけで、赤血球が「数珠つなぎ」になり、長時間浴びると赤血球が金平糖のように変形し、血流を悪化させることが分かってきた。

ドロドロ血液は、赤血球が数珠のように重なった状態だ。医学用語で「連鎖状配列赤血球」（ルロー）と呼ばれる。この現象が携帯電話の電磁波によって起きることが、二〇〇五年、ドイツの高校生たちの実験で確かめられた。

ドイツ南部の町（スパイヒンゲン）の体育学校の生徒二人が実験を企画し、五一人の生徒が参加した。携帯電話の使用を二四時間禁止してから、指や耳たぶの血液を採取し、顕微鏡で調べた。赤血球は互いにばらばらに離れて正常だった。次に携帯電話を二〇秒間使い、その直後と一〇分後に血液を調べた。

驚く結果が出た。携帯電話の使用直後の血液は、赤血球がコインを何枚も束ねたようにくっついていた。まさにドロドロ血液、連鎖状配列赤血球だ。一〇分後も連鎖状の赤血球がまだ残っていた。携帯電話の電磁波で赤血球が塊状に集まる現象（凝集）を発見した二人には研究者賞が贈られたと、地元紙が報じた。

この研究がきっかけで、同様の実験結果が相次いで報告された。携帯電話以外にも、コードレス電話やパソコンを使った時でも起きることが分かった。たとえば、電磁波の健康影響の研究者として知られるカナダのマグダ・ハバス博士が自ら確かめた結果が、博士のインターネットサイトで紹介されている。

博士は指の先から血液を一滴取り、ガラス板に垂らして顕微鏡で調べた。コードレス電話を使う前はバラバラだった赤血球が、一〇分間使った後は鎖状に凝集していた。パソコンの操作を七〇分間続けた後も赤血球が鎖状につながっていた。凝集からバラバラの状態に戻るまでの赤血球の時間的変化は電磁波過敏症などの診断に役立つと博士は提案している。

なぜ、赤血球は電磁波を浴びると凝集するのか。言い方を変えれば、なぜ普通の状態では凝集しないのか。赤血球の構造と関係がある。赤血球の直径は七～八マイクロメートル。つまり、一ミリの千分の七から八ほどの大きさで、中央部がへこんだ円盤状だ。毛細血管の太さは七マイクロメートル程度だから、そのままでは通過が難しく、赤血球は変形して毛細血管を通る。これが「サラサラ血液」だ。一方、「ドロドロ血液」の赤血球の大半は鎖状に凝集しているので、変形できず、毛細血管を通過することができない。

ドロドロ血液の原因は

携帯電話などの電磁波を浴びると、なぜ、ドロドロ血液のように凝集するのか。赤血球の電気的な性質が関係している。赤血球はもともと、表面（外側）がマイナスの電荷を持ち、内側がプラスの電荷だ。表面がマイナス電気同士なので互いに反発し合い、細い毛細血管の中でもくっつかず、スムーズに流れる。体の隅々まで酸素を届け、代わりに二酸化炭素を受け取って肺に運んでいる。

ところが、さまざまなストレスが加わると、赤血球表面のマイナス電気は弱まって反発力がなくなり、互いにくっつく。凝集した血液は粘っこくなり、酸素や栄養を体の隅々に運搬したり老廃物を除いたりできず、前述の症状が現れる。

赤血球の凝集を起こすストレスとして、これまで、栄養過多やホルモンの失調、化学物質の毒素、過剰な活性酸素が挙げられてきた。血液中のプラス電荷を増やし、イオンバランスを壊してしまうからだ。そこに、新たなストレスとして、私たちの生活空間で増えている電磁波が加わったといえる。

さらに二〇一二年、電磁波を長く浴びると、表面がとげ状の赤血球が生じることが分かった。エジプト・キングアブラジ大のM・S・アルガムディアらが発表した。ネズミに携帯電話の電磁波を一日一五分ずつ浴びせたところ、短期曝露で赤血球の連鎖が起こり、曝露期間が長くなると赤血球の表面に多数のとげ状の突起が現れた。「ウニ状赤血球」と呼ばれ、がん患者で見られるものだった。

電磁波でドロドロ血液が生じる現象は、実は一〇〇年近く前に報告されていた。一九二七年にドイツのコロイド学者エルンスト・ムースが行った実験だ。弱い電磁波を赤血球に浴びせたら、赤血球が「真珠の首輪」のように連鎖状に整列することを発見した。浴びせた電磁波は、日本の高周波の安全基準（一〇〇〇マイクロワット／平方センチ）よりもはるかに弱いものだった。当時は、電磁波があふれる時代ではなく、生体コロイド（電荷をもつ粒子）の面白い性質として話題になっただけだった。

赤血球が電磁波を浴びて塊状に凝集したり、ウニ状に変形したりすることは、国内では知られておらず、研究もされていない。凝集や変形が起きると、脳や心臓などに通じる毛細血管が詰まりやすくなり、十分な酸素や栄養を運べなくなる。酸素不足や栄養不足が続くと、頭痛などの痛みや慢性的な疲労、手足の冷え、血栓症、心臓病なども起きてくる。携帯基地局の周辺に住む人たちが共通して訴える頭痛や鼻血、不整脈などは、この赤血球の異常が原因かもしれない。

電磁波の健康影響のひとつとして、赤血球の凝集に目を向けてほしい。電磁波の暴露を減らすことで､正常な血液を取り戻せるのではないか。欧米で広まってきた新健康法「アーシング」（第四章９「体にたまる電気」で紹介）によっても、体に溜まった電気を放電させることで赤血球の凝集を防ぐことができると報告されている。

2　電磁波がてんかん発作を発症、京都の暴走事故現場に携帯基地局

てんかん発作と電磁波

世界中でてんかんの患者が増えており、国内でも一〇〇万人と推定されている。てんかん発作が原因と疑われる交通事故も起きた。二〇一一年四月に栃木県鹿沼市で起きたクレーン車の暴走による集団登校の小学生六人の死亡、二〇一二年四月に京都市で起きた軽ワゴン車の暴走による八人死亡一二人重軽症などで、大きな社会問題となった。

欧米では二〇年ほど前から、てんかん発作と電磁波との関連が疑われていた。京都市の祇園地区で起きた暴走事故に電磁波が関連していないだろうか。筆者は、事故現場と暴走コースなどを高周波電磁波の測定器を持って歩いてみた。暴走し始めた交差点のそばでいきなり、強い値が計測された。〇・八マイクロワット／平方センチあった。ほかの場所は

イオンチャネル

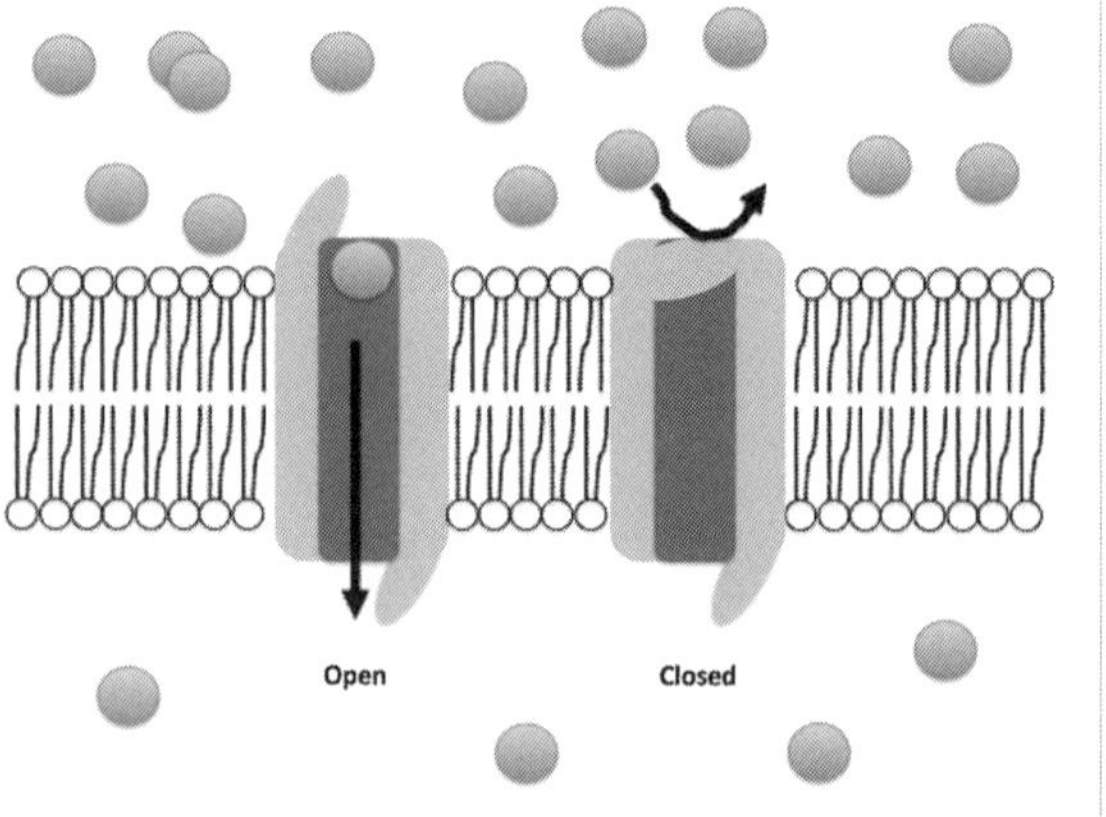

電位依存性イオンチャネル。細胞膜を貫通する穴がイオンの通過ルート。左側の穴はゲート（門）が開いた時でイオンが通れる。右の穴はゲートが閉じている。

どこも、その一〇分の一未満だった。周りを見回すと、すぐそばのビルの壁に携帯基地局のアンテナが目立たないように設置されていた。暴走車の男性は死亡したため、電磁波との因果関係は不明のままだ。

電磁波がてんかんなど多くの症状の引き金となる仕組みが欧米で解明されつつある。脳や心臓、皮膚などの細胞膜に微細な穴「イオンチャネル」が貫通している。この穴が電磁波を浴びると勝手に開く。

細胞の外からイオンが流入して神経の興奮現象を引き起こすことが、様々な研究でわかってきたからだ。

生体が電磁波によって影響される現象は、一八世紀のイタリアの解剖学者L・

ガルバーニのカエルの実験で発見された。摩擦で静電気を発生させる装置が放電した時、そばに置いた切断直後のカエルの足がけいれんを起こした。当時は電気の黎明期で、電磁波（電波）の存在がまだ分からなかった時代だ。ガルバーニは、空中を伝わる電気が原因かもしれないと考えた。確かめるため、雷が鳴る日、カエルの足を、庭に張った鉄線につるした。雷が光るたび、足は生きているように激しく跳ねた。雷光（パルス状の電磁波）が筋肉を収縮させたのだ。

だが、なぜ、空中の電気が足の筋肉を収縮させるのか。神経細胞のイオンチャネルが関与していることが分かるまで、さらに二〇〇年以上を要した。

カルシウムイオンチャンネルの発見

二〇一二年に米国・コロンビア大のA・A・ピラが、パルス状の高周波電磁波を神経細胞に浴びせると、細胞内の一酸化窒素（NO）が急増した。この一酸化窒素は神経伝達物質で、血管の拡張や異常な神経活動などを起こす。それ以前にも、電磁波を浴びると細胞内のカルシウムイオンが増えるという研究が出ていた。

ピラの実験を含めて多くの研究結果をもとに、米国・ワシントン州立大のマーチン・ポール教授が二〇一五年、世界中が注目する画期的な理論を発表した。生体が電磁波を浴びると、「細胞膜を貫くイオンチャネル（電位依存性カルシウムイオンチャネル、VGCC）が開き、細胞内にカルシウムイオンが流れ込む」というメカニズムだ。

流れ込んだカルシウムイオンは一酸化窒素の合成酵素を活性化し、一酸化窒素を過剰生産する。つまり、「電磁波の曝露→イオンチャネルの開放→カルシウムイオンの流入→合成酵素の活性化→一酸化窒素の過剰生産→さまざまな生理現象の発生」という流れだ。過剰に生じた一酸化窒素が引き金となり、さまざまな生体反応が将棋倒しのように連鎖反応を起こす。細胞を傷つける活性酸素の発生もその一つだ。

「カルシウムイオンチャネル」を理解するため、もう少し、細胞の情報伝達の仕組みを説明したい。人体の各細胞を包む細胞膜には、イオンが行き来する「イオンチャネル」という微細な穴が貫通している。この穴が特に多く存在するのが脳や心臓、皮膚の細胞だ。ピンとくる人がいるかもしれない。電磁波を浴びた時に人々が体調不良を訴える臓器と重なるからだ。これらの細胞の外側にはプラスイオンが多く、細胞の内側は少ない。このため、細胞内の電圧は細胞外よりも低く、膜を挟んでプラスとマイナスに分かれ、この状態を「分極」と呼ぶ。

イオンチャネルの入り口には門（ゲート）があり、普段は閉じている。電磁波などの刺激があると開き、イオンを通す。細胞内のプラスイオンが増えるので、細胞内外の電位差が小さくなる。「脱分極」と呼び、神経が興奮状態となる。

イオンチャネルには様々な種類がある。電磁波の影響を受けるイオンチャネルは電位依存性チャネルと呼び、穴の周囲に電位センサーと呼ぶ蛋白質がある。電磁波を浴びると、細胞膜の電位センサーが電圧の変化として感じる。ある電圧を超えると、イオンチャネルのゲートを開く。細胞外のカルシウムイオン（＋）の濃度は細胞内の一万倍もあるので、流入が始まると一気に細胞内のカルシウムイオンが過剰となり、興奮が次々と起きることになる。

このメカニズムの正しさは、カルシウムイオンチャネルのゲートを塞ぐ「カルシウム・ブロッカー（Ｃａ拮抗剤）と呼ばれる薬剤を投与すると、ゲートが閉じて、電磁波の効果を阻止できることから明らかだ。この薬剤は動物実験などで使われている。

カルシウムイオンチャネルの過剰な活動によって、どんな病気が実際に起きているのか。ポール教授は、糖尿病や、心臓の電気活動に関わる心臓血管病を挙げ、うつ病や自閉症も可能性があると指摘している。

電磁波被曝でてんかん発症

電磁波を浴びると細胞内のカルシウムイオンが急増して興奮が連鎖することが分かり、てんかんとの関連が注目されている。以前から、てんかんと携帯電話の電磁波との関連を示す研究が増えていたからだ。

二〇〇六年にイタリアのＰ・Ｍ・ロッシーニ博士らが行った研究もその一つだ。若者一五人が携帯電話付きのヘルメットを、携帯電話の電源が入った通話状態と電源が切れた状態で、それぞれ四五分ずつ頭にかぶった。脳の神経興奮の程度を経頭蓋磁気刺激法で調べたら、電磁波を浴びた場合だけ、脳の興奮が高まっていた。

同じ二〇〇六年、スペインのM・ロペス博士らの研究グループがネズミを使った実験を行った。携帯電話で脳が興奮し、てんかんのようなけいれんを起こすことを世界で初めて発表した。

ネズミには、前もって中枢神経を興奮させてけいれんを起こしやすくする薬物（ピクロトキシン）を投与した。これらのネズミを二つのグループに分け、一方には携帯電話の電磁波を二時間浴びせ、もう一方には浴びせなかった。電磁波を浴びたグループは、実験を始めて五分後にひきつけを起こし、けいれんが続いた。脳波も激しく乱れた。脳を解剖すると、海馬（短期記憶の部位）や視床（視覚や聴覚を大脳に中継する部位）に、神経の興奮性を示す蛋白質が著しく増えていた。一方、電磁波を浴びなかったグループは、けいれんを起こさず、脳波も乱れず、興奮性の蛋白質も低い値のままだった。

ロペス博士は「携帯電話はけいれんを起こしやすい。てんかんのような脳の活動に影響する可能性がある」と説明した。さらに二〇〇九年、パルス状に変調した電磁波が、変調しない電磁波よりも、けいれんや脳波の乱れ、神経の興奮性を示す蛋白質を増やすことを突き止めた。前述のA・A・ピラの高周波の結果と似ている。

携帯電話の電磁波が神経細胞を興奮させやすい理由として、カルシウムイオンの働きが注目されている。神経細胞が電磁波を浴びると細胞外のカルシウムイオンが細胞内に入り込み、神経が興奮する。てんかんの治療薬として、カルシウムイオンチャネルを遮断する薬剤（ゾニサミドなど）が使われるようになったのも、てんかん発作にイオンチャネルの関与が分かってきたからだ。

てんかんは、脳の神経細胞の過剰な電気的興奮が次々に連鎖して起きる。興奮の起きる大脳の部位が、「運動野」ならけいれんが起き、「視覚野」なら目に閃光が生じる。脳全体に広がると意識を失う大発作となる。

京都の暴走事故をきっかけに厳罰化の声が高まり、二〇一四年、患者に対して運転免許の取得・更新時の病状申告が義務化され、虚偽申告には罰則が設けられた。だが、その後も事故は減らず、年間五〇～七〇件の事故が全国で起きている。

なぜ事故が減らないのか。抗てんかん薬の服用を求めるだけでは、薬が効かない難治性てんかんもあれば、強い副作用もある。欧米のように、携帯電話や無線ＬＡＮなどの電磁波によっててんかんが起きる危険を啓発する必要がある。

電磁波の生体影響の研究が欧米よりも進んでいるロシアでは、二〇〇二年から、てんかん患者やてんかんにかかりやすい人に対し、携帯電話の使用を控えるように呼びかけている。電話をかける場合も一回三分間以内とし、次の通話まで一五分ほど空けることを勧めている。

ほとんど知られていない事実だが、ペットの猫や犬も、てんかんのような発作を起こしている。無線ＬＡＮやコードレス電話のそばでけいれんを起こした例、近くに設置された太陽光発電で発作が起きた例などが報告されている。いずれも、問題の機器を撤去したら症状が治り、太陽光発電のそばから転居して完治した。

3　電磁波で活性酸素が発生、耳鳴りや難聴、生体組織の破壊を誘発

耳鳴り

携帯電話基地局の周囲で、多くの人が耳鳴りや難聴で苦しんでいる。宮崎県延岡市で基地局の撤去を求めた裁判でも、住民が「ドラム缶に頭を入れて、いきなりガンとたたかれた感じ。非常にうるさい」と訴えた。別の一人も「頭の中にせみが一〇〇匹いる。キーン、シャーと、脳みそが耳から出る感じ」「せみたちと暮らすのはもう疲れた」と、基地局の撤去を懇願した。

反対運動で基地局が撤去されると耳鳴りなどの症状が消える。兵庫県川西市など各地で多くの住民が経験した事実だ。だが、基地局と耳鳴りの関連は立証されていないとし、宮崎地裁延岡支部は二〇一二年、延岡の住民らの訴えを退けた。

耳鳴りは耳の奥の蝸牛で起きる。巻き貝のような形で、内部に細かな毛のセンサー（有毛細胞）が、ピアノの鍵盤のようにびっしり二万近くも並ぶ。鼓膜から音波が来ると、音の高さや強弱に応じてこの毛が振動し、信号を脳に伝える。

蝸牛の有毛細胞が壊れると、音が来てなくても信号を出し続けるのが、耳鳴りの原因だ。高音域の有毛細胞から壊れ始め、破壊が進行すると難聴になる。

有毛細胞はさまざまな要因で壊れる。騒音が原因の騒音性難聴、老化が原因の老人性難聴、抗菌薬や痛み止め薬が原因の薬剤性難聴、感染症や聴神経腫瘍が原因で起きる耳鳴りや難聴もある。新たな原因として電磁波が加わった。

世界中で最近、若者で耳鳴りや難聴を訴える人が目立つ。携帯電話の使用が耳鳴りや難聴を引き起こすことを示す研究が増えてきた。第一号となったのが、二〇一〇年にオーストリア・ウイーン医科大の研究チームが発表した疫学調査だ。

耳鳴りを治療中の一〇〇人と、耳鳴りがない一〇〇人の携帯電話の使用状況を調べた。携帯電話を四年以上使う人が耳鳴りを起こすリスクは、一年未満の人の一・九七倍、全く携帯電話を使わない人の二・五八倍だった。携帯電話の使用時間では、毎日一〇分間以上の人のリスクは、一〇分未満の人の一・七一倍だった。研究責任者のH・フッター博士は「携帯電話は広く使われており、リスクのわずかな増加でも影響は大きい」と説明し、耳鳴りのリスクを減らすためイアホンマイクの使用を呼びかけた。

このオーストリアの研究をきっかけに、電磁波が耳鳴りや難聴の新たなリスクとして加わった。さらに翌二〇一一年、携帯電話の電磁波によって有毛細胞が壊れることをインドの研究グループが実験で明らかにした。

実験の参加者は、携帯電話を一年以上使っている一二五人と、携帯電話を一度も使っていない五八人で、全員が聴力検査を受けた。携帯電話を三年以上、一日当たり一時間以上使っていると、高音域の聴覚を失う危険が分かってきた。

聴力検査には「耳音響放射検査」（DPOAE）が使われた。有毛細胞が正常かどうかを調べる検査法で、イヤホンのような柔らかい器具を耳の中に入れて音を出し、返ってくる音の有無を調べる。音の反射がないと耳の奥の有毛細胞が壊れていることが分かる。難聴を早期発見できるので、言葉を話せない新生児や幼児の難聴の早期発見や、大人の突発性難聴などの検査に使われている。

実験の結果、たとえばGSMと呼ぶ型の携帯電話では、使用歴が三年以上の三一人のうち、一三人（四二％）で耳音響放射の反応がなかった。この人たちは別の聴力検査でも、高音を聞き取れなかった。一方、携帯電話を一度も使ったことがないグループ（五八人）では、耳音響放射がない人は六人（一〇％）で、携帯使用者との差は明らかだった。CDMAと呼ぶ型の携帯電話でも同じ傾向だった。

研究グループのナレシュ・パンダ博士は「携帯電話の長期使用によって有毛細胞が傷つ

いたことを示す結果だ」とし、「インドの農村部にまだ携帯電話を使わない人たちがいたおかげで、この比較研究ができた」と述べている。

この研究の背景には、インド国内で多くの若者たちが「聴力喪失」に苦しんでいる深刻な問題がある。その実態の一端が、カルカッタの新聞『テレグラフ』（二〇〇九年一一月二九日）で詳しく紹介された。たとえば、アーメダバード医科大や市民病院では、一カ月あたり一〇人以上が聴力喪失と診断された。治療にあたる医師は「彼らの大部分がマーケティングや電話コンサルティングの二〇代の若者たちで、仕事で携帯電話を長時間使っている」と説明した。別の専門家は「聴力喪失に至るまでの症状」として、最初に耳の中で温かい感覚や痛みが起き、徐々に耳鳴りに発展し、最後に聴力喪失になると警告している。

「ペルオキシナイトライト」

電磁波で耳鳴りが起きる仕組みとして、活性酸素、特に一酸化窒素（NO）とペルオキシナイトライト（過酸化亜硝酸塩、ONOO）の関与が注目されている。

電磁波を人体が浴びると活性酸素が発生することは、当たり前のように説明されてきた。だが、どんなメカニズムで生じるのか、不明だった。この長年の謎が、第五章2で紹介した、米国のM・ポール教授が提唱したメカニズム「電磁波↓カルシウムイオンチャネルの開放↓一酸化窒素（NO）の合成酵素が活性化↓NOの大量発生」によって解明され、起点の活性酸素が一酸化窒素と分かった。

一酸化窒素は、体内で常時作られる別の活性酸素スーパーオキシドと出会うと、すぐに反応し、「ペルオキシナイトライト」（ＯＮＯＯ）が発生する。このＯＮＯＯは、最悪最強のオキシダントで「オーノー」とも呼ばれる活性窒素だ。人体のＤＮＡを切断し、細胞膜（脂質）を過酸化させ、炎症を起こす。細胞を痛めつけ、発がんや老化、電磁波過敏症のさまざまな症状を引き起こす。

耳鳴りが携帯電話や基地局の電磁波で起きる仕組みも分かってきた。携帯電話を耳に近づけると、耳の奥の蝸牛に生える有毛細胞が電磁波を集中的に浴び、ＮＯを大量発生する。さらにペルオキシナイトライトが生じて有毛細胞を徐々に破壊していく。基地局の電磁波に直撃されても、同じ事が起こる。

このメカニズムを裏付ける研究はすでに、いくつか報告されている。二〇〇九年に発表されたトルコの研究では、携帯電話と同じ高周波の電磁波をウサギに浴びせ（毎日一五分間、七日間）、この後、ウサギの耳で前述の耳音響放射検査（ＤＰＯＡＥ）をした。電磁波を浴びなかったウサギと比べ、有毛細胞が損傷していることが分かった。また、二〇一三年に発表された中国の研究では、低周波の電磁波を職場で浴びている労働者たちに耳音響放射検査を行った。この場合も、電磁波を浴びている期間が長くなるほど、有毛細胞の損傷が増える結果が出た。こうして、動物でもヒトでも、電磁波による有毛細胞の損傷が確かめられた。

活性酸素も活性窒素も、電子が不足している。このため、周囲から電子を奪って安定しようとする。電子が奪われることを酸化と呼ぶ。たとえば、人体の細胞膜は不飽和脂肪酸（脂質）で作られている。電子が過剰に奪われると過酸化して過飽和脂肪酸に変わる。細胞膜は硬くなり、栄養取り込みや老廃物排出が難しくなる。電磁波を浴びて皮膚が荒れるのも、細胞膜が過酸化して老化するからだ。

どうしたら、耳鳴りや難聴など、電磁波の悪影響を防げるのか。一番いいのは、有毛細胞を損傷・死滅させる最悪のペルオキシナイトライト（ＯＮＯＯ）の発生を抑えることだ。そこで、前駆物質の一酸化窒素あるいはスーパーオキシドを除去すれば、ペルオキシナイトライトを作る原材料が失われるので発生しようがない。

体内にはもともと、前述のスーパーオキシドを分解する酵素（スーパーオキシドディスムターゼ、ＳＯＤ）があるが、年を取ると減ってしまう。代わりにサプリメントで補うことができる。抗酸化物質もいろいろ研究されており、赤い野菜に含まれるカロテノイドや、緑茶に含まれるエピガロカテキンガレートなどに、ペルオキシナイトライトを消去する効果が報告されている。

4　電磁波が染色体異常を促進、流産のリスク、ガン治療の分かれ道

染色体異常を促進

「染色体異常」が注目されている。妊娠しても流産を繰り返す「不育症」が増えており、受精卵の染色体異常が関与している。細胞分裂が途中で止まって発育できず、流産や死産となる。出生前診断で胎児の異状が見つかって中絶する人も増えている。この染色体異常の原因として電磁波が有力視されている。

流産と電磁波の関連は、一九八〇年代から疫学調査などで指摘された。電気毛布の使用で流産や異常出産が増えるという疫学調査（米国、一九八六年）が先駆けとなった。さらに、世界中でコンピューターのオペレーターたちに流産や早産、障害児の出産が相次ぎ、画面から出る電磁波が規制されるようになった。

なぜ、染色体異常が電磁波で起きるのか、そのメカニズムが解明されてきた。

卵子と精子が合体（受精）すると生殖細胞となる。この細胞を出発点に、「有糸分裂」と呼ぶ方法で、染色体の複製と分離を繰り返し、細胞が二個、四個、八個と増えていく。この複製と分離の際にエラーが起きるのが染色体異常だ。

ヒトの細胞には、遺伝情報を持つ二三対、四六本の染色体がある。細胞が二つに分裂する前に、まず、各染色体が二個ずつ複製され、細胞の中央に並ぶ。さらに、紡錘糸（微小管）に引かれて左右の極に移動する。このとき、各染色体に糸が一本ずつしっかりと結合していることが大事だ。

ところが、左右どちらかの糸に異状があると、綱引きのように、複製された染色体が二個とも片方の極に移ったり、糸が切れたタコのように漂ったりする。こうなると、分裂して新しく生まれた細胞は、たとえば、一方の細胞は染色体が四七本に増え、もう一方は四五本に減る。染色体が一方に偏る現象（染色体異数性）は、染色体異常としてよく起きる。ダウン症は、この現象が二一番染色体で起きており、染色体が本来よりも一本多い。

この染色体異状が電磁波によって起きることが、二〇〇八年、ドイツ・ミュンヘン大のエルンスト・シュミット博士らの研究グループによって突き止められた。結果は電磁波専門誌『バイオエレクトロマグネティックス』で発表された。

実験は、人間の遺伝子を組み込んだネズミの細胞を使い、携帯電話と同じ八三五メガヘルツの電磁波を浴びせた。浴びせた時間は〇・五時間から最大二時間だった。細胞を一つずつ観察した。細胞分裂のさなか（後期と終期）に、二個ともくっついて一方に移動する染色体や、細胞内をフラフラ漂う染色体が見つかった。

研究グループはさらに研究を進め、電磁波を構成する電場と磁場のうち、電場が染色体異常の一種「染色体異数性」のメカニズムに深く関与することを突き止めた。結果は二〇一一年に同じ雑誌で発表した。電場が関与するメカニズムとして、研究グループが考えているのが、紡錘糸を作る微小管の電荷への影響だ。

紡錘糸は、小さくて細長い蛋白質（チューブリン）が糸のようにつながって（微小管の形成）、染色体に結合する。この蛋白質の両端にはプラスとマイナスの電荷がある。プラス、マイナス、プラス、マイナスといった具合に、両端の電荷同士が連鎖を作って伸びていく。ところが、細胞が電磁波を浴びると、電場がこうした蛋白質の電荷に作用し、微小管の形成が妨げられるという推定だ。

電磁波によるがん治療

この細胞分裂への電磁波の関与はいま、世界中で先を競うように研究が行なわれている。細胞分裂（有糸分裂）が失敗すると、細胞はアポトーシス（プログラムされた細胞死）を起こして消えていく。細胞分裂が特に激しいがん細胞で有糸分裂の失敗が起こると、全く新しいがん治療法につながるからだ。

放射線や抗がん剤によるがん治療も、放射線や化学物質が細胞分裂の途中に介入して細胞死を招く仕組みを利用している。同じ事が電磁波でも起きるとして、外科手術や放射線、抗がん剤に続く「第四の治療法」として登場してきた。

二〇一一年八月、米国のニュースサイト「マイクロウェイブニューズ」がトップ記事で、「あなたは信じますか、特定の周波数ががん細胞の成長を阻止することを」の見出しで紹介した。同サイトは長年、電磁波の健康影響問題に取り組み、警鐘を鳴らしてきた。その実績から見て、異例ともいえる好意的な扱いだ。

微弱な電磁波で末期の肝臓がん患者たちの大幅な延命に成功したのは、米国・アラバマ大のボルス・パシェ博士をリーダーとする米国、ブラジル、スイス、フランスの共同研究グループだ。この研究結果と治療成績は、二〇一一年八月の『ブリティシュ・ジャーナル・オブ・キャンサー』に掲載された。

新治療法を受けたのは、末期の肝臓がん（ＨＣＣ）の患者たち。従来の平均生存期間は三〜六カ月なのに、参加した患者四一人の平均生存期間は六・七カ月。六人が二年以上生存し、うち四人は三年以上生存した。研究の発表当時に七六歳の女性が最長生存者で、五年近く生存が伸びた。痛みの軽減効果もあり、治療前に痛みを訴えた一一人のうち五人は痛みが完全に消え、二人は痛みが減った。

治療には、ヘラ（舌抑え器）のような形のマウスピースが使われ、専用器械で発生する二七・一二メガヘルツの電磁波を体に伝える。患者は毎日三回、一時間ずつ、アイスキャンデーを含むようにヘラを口の中に入れておく。

パシェ博士は「マウスピースを口に入れると、体がアンテナになる」と説明し、電磁波の強さは携帯電話の電磁波の一〇〇分の一から一〇〇〇分の一程度という。

電磁波は、二七・一二メガヘルツの高周波を基本波として、さまざまな周波数の電磁波を乗せて変調している。肝臓がんの場合は、一〇〇ヘルツから二一キロヘルツまで一九四種類の周波数が使われ、各周波数を三秒間ずつ、同じ順序で繰り返す。乳がんや子宮がんなども、それ専用の周波数の組み合わせが使われる。

電磁波でがん治療が可能となるメカニズムについて、研究グループは翌二〇一二年一月号の同誌で発表した。電磁波を浴びたがん細胞では、細胞分裂の際に現れる「紡錘体」が壊れており、分裂が途中で止まっていた。一方、電磁波を浴びないがん細胞では、紡錘体の破壊が起きず、どんどん細胞分裂を続けていた。

がん細胞は頻繁に分裂して増殖する。細胞分裂に欠かせない紡錘糸の形成を邪魔できれば、分裂できなくなる。化学療法の抗がん剤も、紡錘糸の蛋白質（チューブリン）に結合し、紡錘糸の形成を邪魔するやり方だ。パシェ博士らのこの新療法は、長年の電磁波研究をもとに、紡錘体の電気的な性質に着眼したものと言える。

分裂が始まった細胞に、電磁波で特別に変調した交流の電場が加わると、チューブリンは電場の方向に配列する。紡錘体の構造が壊れ、微小管が消えたり切れたりすると、染色体は行き場を失う。細胞分裂が止まり、細胞は死ぬしかないというわけだ。

同様の原理をもとに、微弱な電磁波で脳腫瘍を治療する方法がベンチャー企業「ノボキュア」（スイス）によって開発され、二〇一一年四月、米国の食品医薬品局（ＦＤＡ）から、がん治療法として承認された。「多形性膠芽腫《こうがしゅ》」という致死性の高い脳腫瘍の患者に適用されている。電磁波（電場）を加えるパッドを頭に貼り付けるやり方で、日本でも臨床で使われ始めた。難点は高額な治療費だった。毎月二〇〇万円以上、年間で三千万円近いため、高額所得者しか利用できない。しかし、二〇一七年に膠芽腫の治療で保険適用が承認された。日本にもノボキュア社が設立され、国内の医療施設で専門医が治療を担当している。

「電磁医学」という分野が生まれ、全く新しいがん治療法が登場した。日本では長年、電磁波の健康影響には高周波の熱作用と超低周波の刺激作用しか確認されていないと、国は業界ぐるみで主張してきた。電磁波によるＤＮＡ切断やがん発症、電磁波過敏症などの「非熱作用」は根拠がないと無視してきた。電磁波の非熱作用を医療にまで利用する世界の大勢に、日本はいまや大きく後れを取っている。

5　電磁波が血液脳関門を破壊、若年性健忘症など記憶障害の原因に

「物忘れ」の原因は？

「物忘れ」に苦しむ若者が増えている。話をすぐ忘れるし、同じ物を何度も買って来たりする。記憶力低下や集中力喪失で、社会生活を送れなくなり、失職する人も少なくない。「若年性健忘症」と呼ばれ、世界中で問題になっている。

記憶には三段階がある。まず覚え込む「記銘」、覚えたことの「保持」、思い出す「再生」。いくら記銘や保持ができても、思い出せないと役に立たない。

「物忘れ」の原因として、携帯電話などの電磁波の研究が欧米で進んでいる。その結果、耳慣れない「マトリックス・メタロプロテアーゼ」（ＭＭＰ）という蛋白質分解酵素が、電磁波の悪影響に深く関わることが分かってきた。

きっかけとなったのが、二〇〇三年、スウェーデン・ルンド大のL・G・サルフォード教授らの研究グループの発表だ。ネズミに携帯電話の電磁波を二時間浴びせただけで脳神経の一部が死滅することを、専門誌『エンバイロンメンタル・ヘルス・パースペクティブ』で発表し、世界を驚かせた。この時、サルフォード教授は「若い世代が毎日携帯電話を使い続けると、中年にさしかかった時に思わぬ影響が出る可能性を否定できない」と警鐘を鳴らした。

この発表までには、一五年に及ぶ下積みの研究があった。グループが着目したのは、脳を守る関所「血液脳関門」だ。脳の毛細血管の壁は、きめ細かな組織（タイト・ジャンクション）でおおわれている。脳の活動に必要な物質（酸素やブドウ糖など）だけを通し、有害な物質は通さず、関所の役目を果たしている。

携帯電話の電磁波を浴びると血液脳関門に穴が空くことは、六年前の一九九七年、ネズミ一〇〇〇匹ほどを使った実験で確認していた。ネズミの六割ほどに携帯電話の電磁波を浴びせ、残りは浴びせないで、脳の変化を比べた。電磁波を浴びたネズミの脳から異常な物質が多数見つかった。この異常物質はアルブミンと呼ぶ蛋白質だ。分子量が大きく、通常は脳関門を通過できない。この物質が血管から脳内にしみ出したことは、脳関門に穴が開いたことを意味した。研究グループは、専門誌で「脳関門が電磁波によって破られた」と発表した。世界初の発見だった。

グループはさらに研究を進め、今回、「記憶能力の喪失に直結する神経細胞の死滅」という驚くべき結果を突き止めた。また、血液脳関門に穴が空いても、その影響が脳の組織に現れるまでに相当の日時を要することが分かった。脳は生命活動に必須な組織だけに、外界からの攻撃に耐える力が強いからといえる。

研究グループは今回の実験で、ネズミたちに電磁波を二時間浴びせてから、五〇日後に脳を解剖して顕微鏡で詳しく調べた。大脳皮質や海馬、大脳基底核といった、記憶に直結する重要な組織が損傷していた。黒く萎縮して死んだ神経細胞（ダークニューロン）が多数、組織に点在していることも確認された。

それまで想像もしていなかった発見に、世界中の学者たちは驚いた。一躍、血液脳関門の問題が電磁波研究の重要なテーマとして取り組まれ始めた。

さらに研究グループは、五年後の二〇〇八年、携帯電話の電磁波が記憶障害を引き起こすことを動物実験で確認した。実験を行ったのはヘンリエッタ・ニッツビーさんだ。計五六匹のネズミを二つに分け、電磁波を浴びせるグループ（三二匹）は八匹ずつ四つの小グループに分け、それぞれ強度の違う携帯電話の電磁波を、毎週二時間ずつ、五五週間にわたって浴びせ続けた。電磁波を浴びないグループ（二四匹）のうち一六匹は、同じ装置を使って電磁波の出ない状態（偽装曝露）で、八匹は飼育環境の比較のためにかごで飼いながら、それぞれ育てた。

一年余の実験を終え、各グループの記憶能力の違いを調べた。外での探索行動のテストでは、三つのグループとも変化はなかった。だが、記憶と判断の総合的な能力を調べる「エピソード記憶テスト」では、電磁波を浴びたネズミたちは、電磁波を浴びなかったネズミたちと比べて、時間差で置かれた物に対する記憶や、その時間的な順番について、明らかに記憶障害を起こしていた。

なぜ血液脳関門は破られるのか

なぜ、血液脳関門が弱い電磁波を浴びても破られるのか。身近なところにヒントがある。脳の毛細血管に限らず、私たちの各臓器にある毛細血管も、内側は内皮細胞と呼ばれる細胞で結合し、隙間をコラーゲンやゼラチンなどの網目構造（細胞外マトリックス）で埋めている。この網目構造が、ＭＭＰ（マトリックス・メタロプロテアーゼ）と呼ぶ蛋白質分解酵素で簡単に壊されてしまう。

ＭＭＰは、インフルエンザへの感染がきっかけで起きる「インフルエンザ脳症」や、軟骨や靱帯などのコラーゲン組織が破壊される関節リューマチ、肺の肺胞のコラーゲンを分解する肺気腫などの難病の原因としても、研究されている。

たとえば、慢性閉塞性肺疾患（ＣＯＰＤ）は肺気腫と慢性気管支炎が症状で、長年の喫煙によって発症することは多くの疫学調査で証明された。発症のメカニズムも、喫煙によって肺組織でＭＭＰが過剰生産され、肺の末端の肺胞の壁を作るコラーゲン線維を分解する。こうして肺胞が破壊され、肺機能が低下して呼吸困難となる肺気腫を発症する。肺気腫患者の血液から、ＭＭＰが多く検出されることも分かってきた。

インフルエンザ脳症も、毎年、インフルエンザの流行時期になると数百人の子供たちが発症する。けいれんや意味不明の言動、意識障害などを起こす。かつては三割を超えた致死率が、脳の炎症を抑える各種の治療法などで一割ほどに減ってきたが、後遺症として知的障害や高次脳機能障害、てんかんが多い。

これらの患者の脳を調べると、毛細血管の血液脳関門が破綻していた。血液の成分が脳内に漏れ出して重い脳浮腫が起きていることが確認された。発症のメカニズムとして、インフルエンザに感染すると、炎症性のサイトカインが増えてウイルスを排除しようとする。しかし、これらのサイトカインはＭＭＰの発現を誘導し、血管の内皮細胞のコラーゲンを分解し、血液脳関門を破る。血液中の成分が脳内にしみ出し、脳圧が高くなる脳浮腫を起こす。呼吸麻痺や神経の異常が起きるが、急速に進行するため、対応が遅れると死を招くことになる。

血液脳関門の破綻を起こすＭＭＰは今、血管の内皮細胞の基底膜（支える膜）を分解する最悪の蛋白質分解酵素として注目され、その値は、こうした病気のマーカーとなっている。このＭＭＰの発現に活性酸素、特に、第五章３で紹介した過酸化亜硝酸塩（ペルオキシナイトライト、ＯＮＯＯ）が深く関与していることが注目されている。

電磁波で血液脳関門が破壊される仕組みも、インフルエンザ脳症や慢性閉塞性肺疾患などの発症も、原因をたどると活性酸素にたどりつく。ＭＭＰの発現に活性酸素や活性窒素がどのようにかかわるのか。その解明は、電磁波による記憶破壊だけでなく、インフルエンザ脳症など多くの病気の原因と治療法に役立つ。

6　電磁波で心臓発作、パンドラの箱はカルシウムイオンで開く

電磁波でなぜ心臓がおかしくなるのか

前項（第五章2）で、電磁波を浴びると細胞膜のチャネルが開き、カルシウムイオンが流れ込み、細胞内で一酸化窒素が急増する仕組みを紹介した。この連鎖反応が起きると、「パンドラの箱」が開くように、電磁波過敏症を始め、がんやアルツハイマー病など、さまざまな病気が引き起こされることが分かってきた。

不整脈や心臓発作などの心臓病も大きく関わっている。携帯基地局の周辺で体調不良を訴える人たちが多くみられる。第一章6「基地局の高周波」で紹介した、沖縄で工事中に心臓がバクバクした電気工事業者、徳島県で基地局のそばで動悸がして入院した主婦（第一章8「ミツバチが消えた」、第二章6「携帯基地局の周辺」で紹介した沖縄のマンショ

ンで体調を壊した一家の長男の頻脈も氷山の一角だ。

電磁波を浴びて心臓がおかしくなることは、すでに六〇年近く前に報告されている。米海軍の付属研究所で電磁波の健康影響を調べていたA・フレイ氏が一九六八年に専門誌で発表した、カエルの心臓を使った実験が有名だ。

カエルから心臓を取り出し、一四二五メガヘルツ（一・四二五ギガヘルツ）のパルス状の電磁波を浴びせた。心拍数が増加し、不整脈が起き、心停止の例もあった。浴びせた電磁波は、携帯電話や無線LANで使うのと同じ高周波で、その強さは〇・六マイクロワット／平方センチだった。この強さは、人々が携帯電話をシャツの胸ポケットに入れた時に心臓が浴びる電磁波よりも弱い。弱い電磁波でも心臓がおかしくなることは、欧米の電磁波問題の研究者では公知の事実だ。なお、高周波を吸収するシートを、カエルの心臓と電磁波発生源のアンテナの間に挿入すると、こうした影響は現れなかったと、前述のフレイ氏は報告している。

「体から取り出した心臓が動くのか」と疑問に思うかもしれない。カエルの心臓を使った実験は二〇〇年も前から行なわれ、今でも大学などの実習で使われる。カルシウムの関与も分かるので、興味深い実験を紹介したい。

輸液として使われる「リンゲル液」の考案者、英国の生理学者シドニー・リンゲル（一八三五〜一九一〇）が、カエルの心臓を取り出して収縮を調べる実験を続けていた。心臓をつける食塩水は助手が作成していたが、ある日、助手が不在のため、リンゲル自身が蒸留水に食塩を混ぜて作った。いつもは順調に収縮する心臓の動きが悪く、すぐに止まった。不思議に思って原因を調べると、助手が、多忙のため、蒸留水の代わりに水道水で食塩水を作っていた「手抜き」がわかった。

リンゲルは、助手の怠慢で済ませず、水道水の中に「心臓を動かすことに必要な何かがある」と考え、成分を詳しく分析した。その結果、カルシウムイオンが微量含まれていることを見つけ、心臓の拍動にカルシウムが欠かせないことを突き止めた。さらに、カリウムが多いと心臓が止まることも見つけた。

一八八三年に発表すると大反響を呼んだ。カルシウムなどのイオンを適度に含んだリンゲル液が作られるようになり、多くの患者を救った。さらに、心臓を開く外科手術で、心臓を止めるためにカリウムが使われるようになった。

横道にそれたが、こうした実験からも、カルシウムイオンの大切さが分かる。第五章2で紹介したカルシウムイオンチャネルが電磁波で勝手に開閉することと合わせ、細胞内のイオンの急変がどんな結果を招くかが想像できる。

ペースメーカーの誤作動を引き起こす

心臓は収縮と拡張を毎日、約一〇万回も繰り返し、血液を全身に送り出している。そのリズミカルな動きは、「洞結節《どうけっせつ》」と呼ばれる、心臓のいわば発電所で生じる微小な電気刺激によって保たれている。不整脈と呼ばれる心臓病は、この電気刺激の伝達がうまくいかずに起きる。特に、心臓の拍動数が増える場合（頻脈）は動悸が起きる。拍動数が減る場合（徐脈）には、めまいや失神が起こる。

心臓は筋細胞からできており、カルシウムイオンが流れ込むと、細胞が収縮して力を出す。だから、前述のリンゲルの実験でも、カルシウムが入ってない蒸留水で作った食塩水でカエルの心臓が収縮しなかったことがわかる。

いま、不整脈の薬として使われるカルシウム拮抗薬は、心筋のイオンチャネルを塞いでカルシウムイオンの流入を邪魔し、乱れた脈を整えるのが目的だ。その代表的な薬がベラパミルだ。このカルシウム拮抗薬は、別項で紹介したL型カルシウムイオンチャネルが主な標的だ。このチャネルはすべての心筋細胞に存在し、中でも心臓のペースメーカー細胞の表面に多く、電磁波への感受性が高い。

研究が進む中、高周波の電磁波で頻脈が誘発されることが、カナダのM・ハバス博士らの実験で確認された。電磁波過敏症の人たちが、コードレス電話の電磁波（二・四ギガヘルツ）を知らずに浴びた状態で、心拍の乱れ（頻脈）を起こすことが確かめられた。前述のカエルの実験で頻脈や不整脈を発症したのと同じ現象だ。

世界的に頻脈や不整脈、突然心臓死が増えている。このことについて、イオンチャネルと電磁波の関係を理論的に明らかにした米国ワシントン州立大のマーチン・ポール博士は、高周波の電磁波の曝露による可能性を排除できないとしている。

不整脈の起こる人たちが装着する心臓ペースメーカーは、心臓を規則的に収縮させる電気刺激を人工的に作り出す装置だ。このペースメーカーが電磁波によって誤作動を起こすことがある。携帯電話から出る電磁波の強さを考え、二二センチ以上離すことが呼びかけられている。電車などで、心臓ペースメーカーを装着する人に対し、気配りを呼びかけているのはこのためだ。前後左右の人たちとの距離が取れないため、満員電車が怖くて乗れないという人は少なくない。

電磁波の心臓への悪影響は、カルシウムイオンチャネルを介して起きていることは間違いない。これまで紹介したように、不整脈の薬として使われ始めたカルシウムイオン拮抗薬が（イオンチャネルのゲートを閉じて）電磁波の効果を阻止すること自体、その証明だ。

携帯電話の電磁波は一〇〇〇メガヘルツ（一ギガヘルツ）前後の高周波なので、防ぐことは可能だ。冒頭で紹介した米国のフレイ氏の実験で、電波発生源のアンテナとカエルの心臓の間に、電磁波を吸収するシートを挿入したら、心臓の悪影響が消えたことが参考になる。このシートは電磁波を反射するのでなく、吸収して熱に変える仕組みだから、アースは必要ない。また、沖縄の電気工事業者が電磁波をシールドする布でベストを作って体に巻き付けるやり方も参考になる。

7　発達障害の増加に電磁波が関与か、重金属が相乗効果

発達障害の子どもの急増

発達障害の子どもが増えている。自閉症やアスペルガー症候群、注意欠陥・多動性障害（ＡＤＨＤ）、学習障害と呼ばれる症状だ。専門医の数が子どもの増加に追いつかず、何カ月も待たされるのは珍しくない。

国が二〇〇二年に公立の小中学校で行った発達障害の調査で、「知的な遅れはないものの、学習面か行動面で著しい困難を示す」子どもは六・三％だった。この調査をきっかけに発達障害者支援法が二〇〇五年に施行された。発達障害の子どもの調査は一〇年ごとで、二〇一二年は六・五％、二〇二二年は八・八％と増えている。子どもの人口は減る一方なのに、特別支援学級の児童は一〇年で倍増している。

なぜ発達障害が増えているのか。携帯電話など電磁波の影響が疑われた。だが、経済産業省や総務省、業界が電磁波の健康影響を認めておらず、無視された。そんな日本をしり目に、海外では電磁波の影響が疫学調査や動物実験で証明されつつある。

最初に注目されたのは、二〇〇八年に米・カリフォルニア大ロサンゼルス校の研究グループが疫学専門誌で発表した研究だ。妊娠中に携帯電話を使い続けると発達障害の子どもが産まれるリスクが高まるとの結果は、反響を呼んだ。

この研究は約一万三千人の妊婦を追跡調査した。子どもが学齢期の七歳に達した時、母親に質問票を送り、妊娠時の携帯電話の使用状況、子どもの携帯電話の使用の有無、健康状態、落ち着きのなさや衝動的な行動がないか、質問した。

発達障害の子どもの急増時期が携帯電話の普及時期と重なるため、携帯電話の健康影響が出ていないかを調べるためだった。この心配は的中した。

携帯電話を一日に二〜三回使うだけで、産まれた子どもに多動性や注意欠陥性などの発達障害が起きやすいことが分かった。このリスクは、妊娠中に携帯電話を使わなかった人たちの一・五四倍。子どもの携帯電話の使用が重なるとリスクはさらに高まり、たとえば、行動障害のリスクは一・八倍になった。

携帯電話との関連を示す研究に対し、携帯電話業界などが反発した。研究グループはさらに調査を続け、調査対象を別の二万九千人に広げた。この研究結果は二〇一〇年に発表され、母親の妊娠中の携帯電話の使用によって発達障害の子供が生まれるリスクは一・四倍。子どもの携帯電話使用が重なるとリスクは一・五倍に増え、再び、妊娠中の携帯電話使用との関連が確認された。

注意欠陥・多動性障害（ＡＤＨＤ）の子どもの脳は、記憶や感情をコントロールする前頭葉の働きが損なわれ、神経細胞が情報を伝達し合う物質（アドレナリンやドーパミン）が不足している。治療薬として塩酸メチルフェニデート（商品名リタリン）が使われるのは、これらの情報伝達物質を増やすためだ。

妊娠中に携帯電話の電磁波を浴びると、胎児の神経組織の発達が損なわれることを裏付ける研究が増えている。最初に注目された研究は、二〇〇八年八月の「ブレインリサーチ」で、トルコのエルサン・オダチ博士らが発表した。

妊娠したネズミを二つのグループに分け、一方には、携帯電話と同じ九〇〇メガヘルツの電磁波を毎日六〇分ずつ、妊娠期間の最初から最後の日まで浴びせた。浴びせなかったグループも含め、両グループから生まれた子供を育てて四週間後に解剖し、脳の組織の神経細胞を調べた。記憶やストレス、うつ病などに関係する海馬の歯状回と呼ばれる部分で、明らかな変化が見つかった。

電磁波を浴びたグループの子どもは、浴びなかったグループの子どもよりも、細胞の数が大幅に減っていた。細胞全体が萎縮した「ダークニューロン」と呼ぶ黒い細胞も多く見つかった。酸化ストレスを受けて死んだ細胞だ。

二〇一二年一月、中国の名門国立大・山東大の研究グループも重要な研究結果を発表した。妊娠ネズミに携帯電話の電磁波を浴びせ、胎児の脳を調べた。電磁波を浴びないグループと比べ、電磁波を多く浴びた胎児ほど、ノルアドレナリンやドーパミンが減っていた。ＡＤＨＤの治療薬が標的とする神経伝達物質を携帯電話の電磁波が減らしたのだから、この研究結果は注目された。

携帯電話の電磁波との関連を示す決定的な研究が二〇一二年三月、米国・エール大の研究グループによって発表された。世界で初めて、ＡＤＨＤの症状と神経組織の変化が携帯電話の電磁波によって起きることが再現された。

実験にはネズミが使われ、それぞれの飼育かごに雌ネズミ三匹と雄ネズミ一匹を入れ、携帯電話をかごの上に取り付けた。サイレントモード（無音）に設定し、呼び出し状態にした。電磁波を浴びせる時間を一日当たり九時間、一五時間、二四時間とし、連続一七日間、電磁波を浴びせた。比較するため、電源を入れない携帯電話を取り付けた飼育かごでも、同様に雌雄のねずみを入れて育てた。

各グループから生まれた子どもを育て、大人となった生後八週目、一二週目、一六週目に心理学的、行動学的な検査を行った。発達障害の原因部位とされる脳の前頭葉の神経組織を取り出し、電気的な検査（パッチクランプ法）で調べた。

検査結果は、人間のＡＤＨＤとよく似ていた。胎児の時に電磁波を浴びたグループは、浴びなかったグループと比べ、記憶力の低下、多動性や不安の症状が数値ではっきり示された。神経組織の検査でも、母ネズミのお腹の中で電磁波を浴びた時間が長いほど、情報伝達機能が低下していた。毎日二四時間浴びたネズミの伝達機能は、電磁波を全く浴びなかったネズミの三分の二だった。

二〇一四年、バーレーンのアラビア・ガルフ大の研究グループが自閉症の症状の再現に成功した。低周波（周波数五〇ヘルツ）の電磁波を、妊娠したネズミに、出産前後の二週間にわたって浴びせた。産まれた子ネズミを大人になるまで育て、ほかのネズミとの社交性や新しい物への興味の有無を調べた。電磁波を浴びたネズミは、他のネズミと交わろうとせず新しい物への興味も低かった。

重金属と電磁波の関係

自閉症は、水銀や鉛などの重金属が体内に蓄積することでも発症すると指摘されていた。小児用ワクチンの防腐剤（チメロサール）の水銀が社会問題化し、二〇一五年にイタリアで、ワクチンの水銀が自閉症の原因だとする判決も出ている。

この重金属と電磁波が相互に自閉症の症状を強め合う研究結果が二〇〇七年、米国で自閉症クリニックを運営するＴ・マリエアさんによって発表された。マリエアさんは、体内から重金属を除去するキレーションと呼ぶ方法を用い、自閉症を改善してきた。だが、重金属を除去できない子どもも少なくなかった。

共同研究者らと相談し、携帯電話などの電磁波が影響しているのではないかと考えた。電磁波を浴びると細胞膜が酸化して硬くなり、栄養を取り込めず、細胞内で生じた老廃物などの毒素も排出しにくくなる。「電磁波が邪魔して重金属が細胞内にたまる」との仮説を立て、電磁波のない環境で治療を始めた。

最初の症例として一〇歳の少年が選ばれた。三歳の時に自閉症と診断され、話すことができず、失禁を繰り返し、食事でスプーンを持てず、食器を繰り返し叩いた。外出の際は不安で体が硬直し、落ち着くまで頭を抱え、目を閉じた。

電磁波のない環境にするため、少年の家から携帯電話やすべての無線機器、大半の電気製品を取り除いた。マリエアさんのクリニックも、電磁波を出す機器を除去し、屋内配線にフィルターを取り付け、影響のある電磁波を除去した。

電磁波を浴びない少年の生活が始まった。少年の毛髪や尿、便が採取され、重金属の排出状況が調べられた。徐々に重金属の排出が増えた。すると、劇的な変化が起きた。以前は「イエス」と「ノー」しか言えなかったのに、会話ができるようになった。少年は「頭のノイズが消えた」と話し、両親らを驚かせた。

この成功例をもとに、さらに二〇人の自閉症の子供たちを治療した。キレーションをしなくでも、三カ月で重金属が順調に排出された。こうした一連の結果は『オーストラリアン・カレッジ・オブ・ニュートリッシャン・アンド・エンバイロンメンタル・メデシン』の二〇〇七年一一月号に掲載された。

電磁波が体内の重金属に悪影響を及ぼす例として、アマルガムという歯の詰め物がある。アマルガムは水銀を五〇％含む合金だ。加工が容易で虫歯治療で使われてきたが、水銀が少しずつ分離して気化する。この蒸気が体内で吸収されると、腎臓や肝臓、脳にも水銀が蓄積する。スウェーデンは一九八七年にアマルガムを使用禁止とした。国内では二〇一六年まで医療保険公認の歯科材料だった。

歯にアマルガムの詰め物が残る人は年配者に多く、体内に水銀が蓄積されていることになる。たとえば二〇〇六年に検死体を調べた研究によると、アマルガムの歯が一二個以上ある人は、三個以下の人に比べ、脳の水銀濃度が一〇倍あった。

二〇〇八年にイランのＳ・Ｍ・Ｗ・モルタザビらが、歯のアマルガムが電磁波で溶け出すことを最初に報告した。アマルガムの歯を四本以上持つ患者三〇人が実験に参加し、ＭＲＩ（核磁気共鳴画像法）の電磁波（磁場）を三〇分浴びた。その直後に、唾液の水銀濃度の変化を調べると、実験前よりも三〇％増えていた。

さらに、携帯電話の影響も調べた。一四人の学生を二つのグループに分け、一方はアマルガムの詰め物をした後、携帯電話の電磁波を一、二、三、四時間ずつ浴びた。アマルガムを詰めずに電磁波を浴びたグループと比べ、どの時間でも唾液に含まれる水銀濃度が増え、たとえば三時間浴びたら一・九倍に増えた。

　ＭＲＩや携帯電話の電磁波を浴びると、なぜアマルガムが溶け出すのか。ラジオのアンテナのように、アマルガムが電磁波を集めて電流に変換するからだ。唾液は電解液だから、歯との間で「電池」が作られてガルバニウム電流が生まれ、水銀が溶けていく。アルミ箔をかむと金属の味がするように、強い電磁波を浴びると金属の味がする。歯の金属が溶けている証拠と言える。

　これから子どもを持つ人も、育てている人も、電磁波を浴びる環境を見直し、アマルガムなど重金属の取り込みを減らすことが大切だ。妊娠中の携帯電話の使用を含め、電磁波を出す機器の影響を減らす必要がある。

終　章　電磁波放任は国策、検証と提言

1　日本はなぜ電磁波後進国か、疫学無視の悪習がいまも

高圧送電線の下に住宅を平気で建てさせている。日本はいま、「先進国の中で最も電磁波問題に後ろ向きの国」といえる。後ろ向きに大きく舵を切った転換点は、わが国の小児白血病の大規模疫学調査の衝撃的な結果だった。健康影響を否定してきた国策の変更を迫る重大な内容だったから、国と電力業界は必死にこの疫学調査を「科学的価値がない」と抹殺に懸命となった。一連の経緯は、筆者の『告発・電磁波公害』（二〇〇七年、緑風出版）の第四章で詳しく紹介した。大きな図書館には蔵書があるので、できれば目を通していただきたい。

〝悪貨が良貨を駆逐した〟「疫学つぶし」がどう行なわれたのか。二〇〇二年一一月一八日のワーキンググループによる評価会議を中心に、検証して紹介する。

大規模な疫学調査は多額の国費を使うため、文科省研究振興局に事務局が置かれた。この疫学調査を長らく見てきた担当官が評価会議（ヒアリング）の直前に交代させられた。

厚生労働省から後任のがん研究調整官が着任すると、疫学調査への風当たりが一変した。首席研究官らが再三呼び出され、説明に追われた。

一〇人の委員によるヒアリングが行なわれた当日、この調整官は「オブザーバー」と称して会議に出席した。途中から突然、委員らの議論に割り込み、説明する研究官を厳しく追及した。二人の議論が延々と続き、委員らは見守るだけだった。

会議の録音テープを全文起こした議事録を入手した。調整官がまず追及したのは、セレクションバイアス（参加者の偏り）で、疫学調査の根拠が弱いと執拗に批判した。さらに、事前に電力業界の関係者と面談したらしく、「送電線に近いと小児白血病の発症率が高まる」との調査結果にも難癖をつけた。

議事録から引用する。「（患者の）高レベル暴露の半数が高圧送電線の周辺であるという結論が書かれているのは、非常に大きな問題になります」「非常に（電力）業界も言っていますから。別に私は業界を守るつもりはないんですが、こう書いてしまうと、本当に家庭の例えばレンジとかガスとか、あるいは電気毛布、影響が強いものがあるかもわからない、ないのかもわからない」と支離滅裂の主張を続け、送電線と白血病の関連を示す記載を結論から削除するよう求めた。

この削除要求は、電力業界が最も触れてほしくない事実を隠そうとするものだった。疫学調査グループが電力会社に高圧送電線の位置を教えてほしいと頼んでも、すぐには応じなかった。このため、現地調査で高圧線までの距離を実測した。患者の子供部屋の磁場を毎日二四時間、一週間連続で測った。子供部屋の磁場は毎日、同じパターンの波を描いて変動していた。磁場の発生源が固定しており、高圧送電線であることは明白だった。しかも、高圧送電線に近づくほど小児白血病の発症率が高くなる傾向も現地調査から分かった。「科学的価値がない」と決めつけた文科省の評価結果報告書では、このセレクションバイアスと送電線の問題点が詳しく取り上げられ、最低評価の重要な根拠と示されていた。この「セレクションバイアス」と「送電線」について、調整官以外のほかの委員はだれも発言していなかった。

調整官の主張が、文科省の評価報告書でワーキンググループの意見としてまとめられたのはなぜか。筆者が調整官に質問すると、あいまいな回答を繰り返し、「グループとして作ったのだから、誰の意見が入ったというのはおかしい」と釈明するばかりだった。会議にオブザーバーで参加しながら、自らの意見で疫学調査の最低評価を勝手にまとめた中心人物がこの調整官だった。

ある委員はこう打ち明けた。「最初から、あの研究はやめさせよう、つぶそうという空気に包まれていた」と。疫学調査の総括責任者の兜真徳首席研究官は、リンパ腫で亡くなる四カ月前、病院に見舞った筆者に漏らした。「人づてに聞いたが、あの研究は絶対に認めないと文科省の局長が怒っていたそうです」。

国と電力業界の意を受け、「疫学調査」の抹殺に尽力した人物がどんな論功行賞を受けたのか。環境省に水俣病担当の環境保健部長で二〇〇九年に出向し、ニセ患者発言で患者団体とトラブルを起こし、解任要求を出されたことも。それでも、二〇一二年、医系技官として異例の最高ポスト、厚労省・医政局長に栄進した。

国内では無視され、WHOからは高く評価された小児白血病の疫学調査。国や業界の利益に反すると、「疫学調査」の成果が無視された例は過去にもある。アスベストやタバコの発がん問題も、疫学調査で関連が指摘されながら無視され、健康被害が拡大した。その

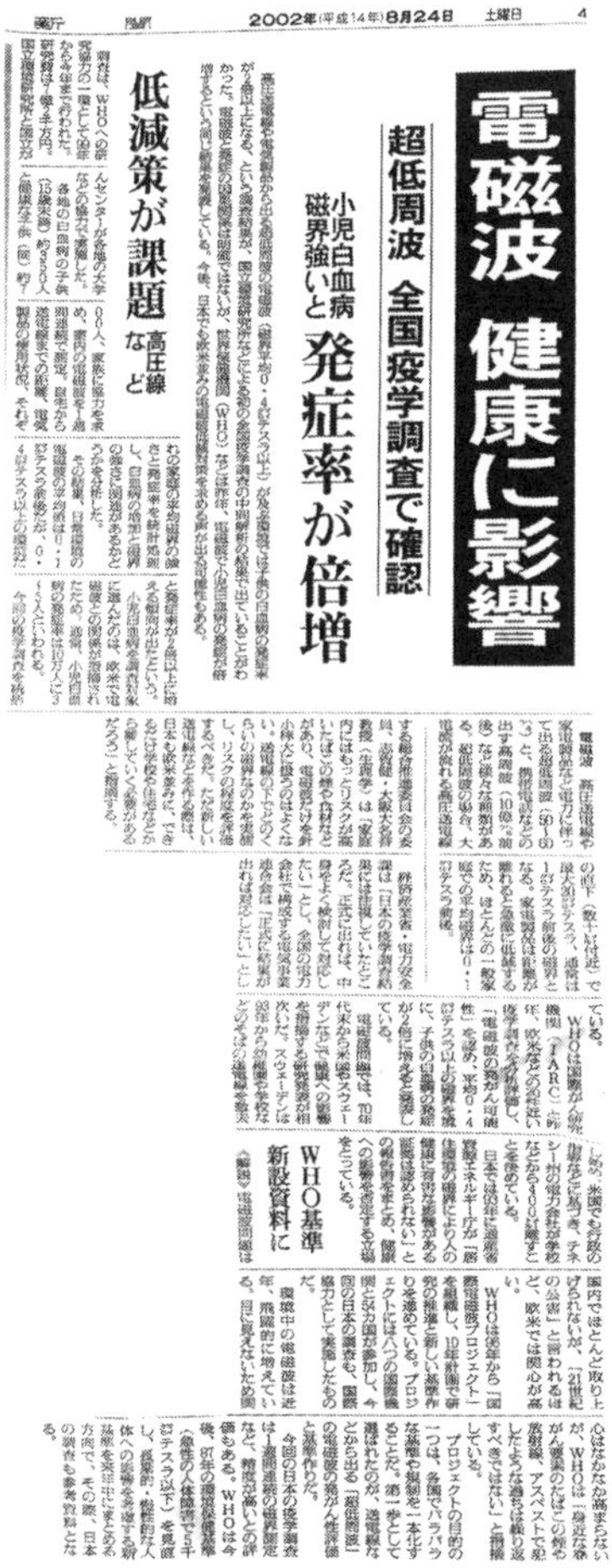
2002年(平成14年)8月24日　土曜日　4

電磁波　健康に影響

超低周波　全国疫学調査で確認

小児白血病　磁界強いと　発症率が倍増

低減策が課題　高圧線など

WHO基準　新設資料に

日本が電磁波問題の岐路で、水俣病被害のように国策で徹底無視した超低周波の全国疫学調査。『朝日新聞』2002年8月24日付

筆頭が国内最大の公害である「水保病」だろう。

企業の暴走と行政の無策が水俣病を激甚化

疫学調査は、注意深い観察とデータ分析から因果関係を推定する。被害の原因を割り出し、予防に結び付ける手法だ。疫学に無理解の日本と違い、多くの研究成果と伝統がある欧米で水俣病が起きたなら、深刻な被害拡大は防げたはずだ。

なぜ、企業の暴走と行政の無策が阻止できなかったのか。水俣病の検証と教訓は、抹殺された小児白血病調査の再評価と電磁波問題の解決の手掛かりになる。

水俣病は一九五六年四月、水俣市で二人の幼い姉妹が口もきけず、歩くこともできない状態で新日本窒素（チッソ）の付属病院に入院したのが発端だ。市に奇病対策委員会が設置され、地元の熊本大医学部の研究班が現地調査に入った。

公衆衛生学教室の喜多村正次教授など疫学調査の研究者は九月から加わった。患者が出た家や周辺の家の家庭訪問を行ない、データを分析した。患者は五三年末から出ており、魚を食べる猫が水俣病に似た症状で死んでいることも分かった。

患者の家（計四〇戸、症例群）では、五三年から計六一匹の猫を飼い、五〇匹が死んでいた。患者の家に隣接する家（計六八戸、対照群）では同時期に計六〇匹の猫を飼い、二四匹が死んだ。症例群と対照群を比べる疫学調査の統計分析によると、患者の家の猫は、隣接の家の猫の七倍近い死亡リスクだった。

家の職業も調べられた。患者の家（四〇戸）では、漁業に関係のある家が三六戸と九割を占めた。隣接する「対照群」の六八戸では、漁業に関係がある家は二〇戸と三割だった。この結果から、「漁業に関係がある家」の発症リスクは、「漁業に関係がない家」と比べ、二二倍に達することが分かった。

水俣湾内と湾外の魚をそれぞれ、どのくらい食べるかも調べた。水俣湾内の魚を毎日食べる家の発症リスクは、湾外の魚を毎日食べる家の三八倍だった。

こうした疫学調査の研究結果や患者の病理研究をもとに、熊本大医学部は一九五六年一一月、「ある種の重金属による中毒と考えられる」と発表し、「原因は、主として現地の魚介類によるものだろう」と報告した。最初の患者の確認から半年後、短期間の疫学調査ながら、魚の摂取と病気の関連性が明らかになった。

患者の発生を予防するには、水俣湾の魚を食べることと漁獲を禁止すべきだった。だが、熊本県と国は、この熊本大の疫学調査の成果を完全に無視した。

その時の悔しさについて喜多村教授は後年、「原因は水俣湾でとった魚介を反復大量に摂取することによる中毒症であると突き止めたが、その有害物質が明確に示されない限り、湾内の漁獲禁止はできないとの行政当局に憤然とした我々は、教室の全力を挙げて毒物検索のための化学分析ならびに毒物実験に取りかかった」と、『水俣病』（青林社刊）で述べている。

だが、企業城下町を支配してきた新日本窒素は、有機水銀入りの工場排水の提供を拒否し、原因解明を遅らせた。誰もが同社の水俣工場を疑いながら、行政も警察も検察も動かなかった。国内唯一の特殊化学品を製造していたからだ。

新日本窒素は水銀（触媒で使用）で汚染された工場排水を水俣湾に出し続けた。五八年九月には工場排水の出口を、湾外の水俣川河口に切り替えたため、汚染は水俣湾の外側の不知火海にまで広がり、被害地域と患者たちの拡大を生んだ。

熊本大などの原因調査を妨害したのは、工場への立ち入りと排水の提供を拒んだ新日本窒素だけでない。当時の通産省も原因をうやむやにするのに加担した。

その最たる例が、一九五九年一一月一三日の閣議での、池田勇人通産大臣による「原因を水銀とするのは時期尚早だ」とする発言だった。閣議の四カ月前の同年七月に熊本大が「有機水銀説」を発表した。さらに、厚生大臣から諮問された食品衛生調査会も、閣議前日の一二日、「原因は水俣湾周辺の魚介類中の有機水銀」とする答申を出した。内閣切っての実力者の大臣発言は、この答申が公表されて国の統一見解になるのを阻止したばかりか、同調査会の下で答申をまとめた水俣病食中毒部会も解散させた。これ以上調査をするなと言わんばかりの妨害だった。

大臣発言による通産省の介入と前後し、有機水銀説に対抗して化学工業界や御用学者たちから珍説奇説が相次いで発表され、原因確定は延々と引き延ばされた。結局、国が「水俣病は有機水銀中毒による公害病」と認定したのは、熊本大の発表から九年も過ぎた一九六八年九月のことだ。原因の確定を妨害した池田通産大臣は翌六〇年七月に内閣総理大臣に就任し、日本の高度経済成長を進めた。

重化学工業優先の国策が、水俣病だけでなく、全国各地でさまざまな公害を引き起こし、多くの悲惨な犠牲者を生んだことは誰もが知る事実だ。

もしも、患者確認から半年後に出た熊本大の疫学調査結果を国や県が受け入れ、水俣湾の魚の摂食や漁獲の自粛・禁止を市民や漁民に求めていたら、被害は最小限ですんだはずだ。一歩譲って、三年後の一九五九年、孤軍奮闘して「原因は有機水銀」と突き止めた熊本大の調査結果、食品衛生調査会の答申を国が受け入れていたら、今日のような膨大な患者たちを生まなくて済んだことは間違いない。

2　疫学調査を否定する国

水俣病の経緯と比べると、小児白血病の疫学調査の成果を無視した国と業界によって、電磁波による膨大な健康被害が今も隠されている実態が浮かぶ。

文科省が下した最低評価は、我が国の電磁波対策だけでなく、世界の小児脳腫瘍の疫学研究にも、取り返しのつかない妨害をしたことを指摘しておきたい。

日本の疫学調査は小児の白血病のほか、脳腫瘍も調べていた。全国の医療機関の協力で三二四人分の脳腫瘍症例を登録した。だが、文科省の最低評価によって二年間の研究延長が認められず、予備調査だけで終わった。症例五五人（対照九九人）と少ないデータながら、四ミリガウス以上で発症リスクは一〇・二倍と、電磁波との関連は濃厚だった。三二四人分の全症例を調査できていたら、「世界最大規模の小児脳腫瘍の疫学調査ができるはずだった」と研究責任者らは残念がった。

水俣病の場合も、通産大臣の閣議発言によって、答申案をまとめた厚生省の「水俣病食中毒部会」が解散させられた。小児脳腫瘍の疫学調査でも同じことが繰り返されたのだ。昔から、公害や薬害などが絡む研究では、御用学者による反対学説の発表など、さまざまな方法で「結論を先延ばしさせること」が妨害工作の常套手段だ。文科省の研究妨害が奏功し、ＷＨＯによると、高圧送電線などの超低周波電磁波による小児脳腫瘍の発症リスクは、今後の研究課題のままだ。

「電磁波ムラ」の規制と健康を守れ

携帯電話基地局の拡大も、大きな電磁波問題になることは必至だ。第五世代（５Ｇ）の小型基地局が一〇〇メートル前後の間隔、交通信号や街灯、電柱の利用などで、全国各地に展開する見込みだ。すでに一〇〇万局近い従来型の基地局が全国に設置されながら、基地局の位置や電波施設の中身など、欧米では当たり前の情報公開を住民が求めても、総務省は拒否してきた。「破壊活動の対象になるから」と業界の声を代弁している。

住民に知らせずに基地局を建てることを防ぐため、条例によって携帯電話会社に事業計画書の提出や住民説明会の開催を求めても、自治体が条例を拒否する例まで起きている。福岡県太宰府市の議会と市長の対立を紹介する。

二〇一二年一月一九日、太宰府市議会が「携帯電話中継基地局の設置等に関する紛争防止条例」案を賛成一〇人、反対七人で可決した。条例案は、携帯電話会社が着工六〇日前までに事業計画書を市に提出し、四〇日前までに住民説明会を開くことを義務付ける内容だ。ところが、条例案の可決直後、井上保広市長が「基地局の整備に支障をきたす」との理由で、「再議」と言う「拒否権」を行使した。条例案の再議決は三分の二以上の賛成が必要で、もめにもめた末、三月一九日の採決で賛成一一人に反対七人と、三分の二に一人足りず、条例案は廃案となった。

この条例案は、住民の請願を議会が採択したのをきっかけに、議会に特別委員会を設けて検討を重ね、議員提案となった。条例は住民に最も身近な法律で、住民の声が携帯電話会社に伝わることが保証されるからと、全国各地で同様の動きが出ていた。太宰府市の市民や議員の多くが求めた条例案を、総務省の意向を受けて市長が拒否権まで発動して抹殺した異常事態は、地方自治の骨抜きだ。欧米では地方自治体が独自に電磁波の安全基準を制定しているのと天地の差だ。

太宰府市は、「電磁波は安全」と言う総務省の主張をそっくり受け入れ、「携帯電話会社は、国の電波防護指針を守って事業運営している。条例を定めて規制をかけるのはどうか」と釈明したが、電波防護指針の基準値が一〇〇〇マイクロワット／平方センチメートルと、規制がないに等しい甘い基準であることは伏せている。

延岡市の携帯基地局訴訟では、数マイクロワット程度の値でも頭痛や耳鳴り、心不全など体調を壊す人が多かった。この本で紹介したスペインや米国の白血病や脳腫瘍などの事例も、基地局の慢性的な暴露によるものだった。総務省の電波が安全と言う根拠も、暴露時間がわずか六分間で体温上昇（セ氏一度）の熱作用を基準としたものだ。こんな主張を繰り返す無神経さは筋金入りといえる。

わが国の電磁波規制が世界の大勢に遅れている最大の理由は、疫学など科学的根拠に基づいて規制する独立した組織がないからだ。電磁波問題は「二一世紀最大の公害」と長年言われながら、日本では環境問題として取り組まれず、放置されてきた。水俣病の教訓を生かすために一九七一年に設置された環境省だが、電磁波問題について「環境基本法で定める公害に該当しないから」とし、電磁波の規制は経産省と総務省に丸投げしている。経産省は電力業界や電気製品業界を、総務省は携帯電話業界をそれぞれ所管し、業界の保護育成が本来の役目だ。片手間に電磁波の安全基準の規制を行なう現状は、自作自演の矛盾を抱えている。

欧米のように電磁波問題に正面から取り組むには、業界と官界、学界、政界、マスコミぐるみの、原子力ムラならぬ「電磁波ムラ」や関係業界から独立した組織に規制権限を任せる必要がある。環境保護の志を忘れた環境省でなく、公正取引委員会のように専門職で構成する「電磁波安全庁」のような組織が求められる。

あとがき

「オール電化の家を建ててから、流産を繰り返して子供が生まれない。ＩＨ（電磁誘導加熱）調理器が悪いと聞いたが、なぜですか」。ある時、電磁波関連の取材先で、ひとりの女性に問われた。ＩＨ調理器は、電力業界が進めるオール電化の旗頭だ。数百ミリガウスの強い磁場が出てもお構いなし、法的規制は無く、電機業界や建設業界と提携して広まった。一六ミリガウス以上で流産のリスクが高まるとする欧米の研究報告があっても、国内では報じられず、国と業界ぐるみで電磁波は安全だからと宣伝を続ける。

ＩＨ調理器はシステムキッチンだけでなく、卓上型も多くの家庭に普及している。特に高層マンションでは、火災対策としてＩＨは必須の調理器となった観がある。お隣の韓国でも世界最大の家電メーカーによってＩＨ調理器が一般家庭に広まり、コンビニではインスタントラーメンの専用ＩＨも登場するなど、日本を上回るほどの浸透ぶりだ。しかし、磁場が数百ミリガウスも出ている実態を知らずに使い続ければ、不妊や流産、障害児の出産は避けられそうもない。韓国で急激に進む「超少子化」がＩＨ調理器などオール電化と無関係とは思えない。

ＷＨＯは一九九六年、電磁波のリスク判定を目指し、「国際電磁界プロジェクト」を組織した。「放射線やたばこ、アスベストで犯した過ちを繰り返してはならない」と各国に参加を呼び掛けた。

日本も、環境庁長官への住民陳情などがきっかけで、参加が決まった。この調査は、一九九九年から七億四〇〇〇万円の国費を投じて国立環境研究所と国立がんセンターが中心となって全国の二四五の病院が協力し、小児白血病の患者の最新のデータが集められた。患者の子供部屋の電磁波を一週間連続で調査するなど、海外のどの調査よりもきめ細かく精度の高いものを目指した。

国内初の本格的な疫学調査の結果は、四ミリガウス以上で小児白血病の発症リスクが二・六三倍、中でも急性リンパ性白血病に限ると四・七三倍、送電線から五〇メートル以内の小児白血病の発症リスクは三・二三倍だった。欧米のそれまでの多くの疫学調査とほぼ一致し、調査の精度はどの調査よりも高かった。

当時、筆者は、事務局が置かれた国立環境研究所を始め、かん口令が敷かれた関係者らに半年余り通い、疫学調査の取材を重ねた。そして、二〇〇二年八月二四日付『朝日新聞』朝刊の一面トップで、「電磁波　健康に影響、超低周波全国疫学調査で確認、小児白血病、磁界強いと発症率が倍増」と特報した。高圧送電線の周囲でがんや心臓死が相次ぐなど、欧米に比べて遅れていた日本の電磁波対策がようやく改善されるだろうと期待した。

しかし、記事が出た後も調査結果は公表されず、奇妙な沈黙を続けた国は、翌二〇〇三年一月、疫学調査を徹底的に貶める発表をした。この評価結果は、文部科学大臣の諮問機関「科学技術学術審議会」の「詳細かつ厳正な調査・検討」による結論と突き放し、「科学的根拠が不十分で、研究価値は低い」と決めつけたのだ。一一の評価項目すべて最低のCとし、研究者たちが当初から予定した二年間の研究延長は認めず、準備中の小児脳腫瘍の本格的調査は打ち切られた。

電磁波の健康影響を否定してきた国と電力業界にとって疫学調査結果は不都合なものであり、よって、研究は徹底的に貶められ、科学的価値のないものだと抹殺されたのだ。代表研究者を務めた国立環境研究所の兜真徳・首席研究官は、政府や電力業界などから、研究の価値を酷評する中傷や批判を浴びせられた。兜氏は研究結果を世に出すため、論文掲載に執念を燃やし、三年後の二〇〇六年八月、がん専門誌『インターナショナル・ジャーナル・オブ・キャンサー』に掲載され、ようやく日の目を見た。「WHOの論文取りまとめに間に合った」と喜んだ。

掲載から二カ月後の二〇〇六年一〇月、兜氏はリンパ腫で亡くなった。五八歳だった。亡くなる四カ月前、筆者が病院に見舞った際、「研究を公平に評価するスケール（物差し）

が必要だ」と言い残した。

二〇〇七年六月、兜氏らの研究結果は、世界保健機関（WHO）の新指針「超低周波電磁波の環境保健基準」（EHC二三八）で高く評価され、参考論文で詳しく紹介された。新指針では「四ミリガウス以上で発がんの可能性あり」として、送電線や電気製品などの超低周波電磁波の危険を認定し、各国に予防対策を取るように勧告した。欧米では電磁波低減の対策が本格的に取られるようになった。兜氏の目指した公平なスケールは、世界で実を結び、日本においては闇に埋もれた。その証拠に日本はWHOの勧告を無視し続け、二〇〇〇ミリガウスまで安全と主張している。

新聞記者はかつて「社会の木鐸」と呼ばれた。この本が木鐸となって、電磁波による健康被害を未然に防げるように、皆さんの胸に響けば嬉しい。前作の『告発・電磁波公害』に続き、再び電磁波問題について執筆できたのは緑風出版の高須次郎氏のご厚意のおかげだ。そして、体調不良の筆者を見守り、励ましてくれた家族に感謝したい。

二〇二四年三月

松本健造

[著者略歴]

松本　健造（まつもと・けんぞう）
1948年　福岡県生まれ。
1970年　京都大学工学部化学工学科卒業。
1973年　京都大大学院修士課程修了。朝日新聞社に入社。

地方勤務の後、社会部や科学部で取材記者。調査報道によって、1980年代後半に続発したオートマチック車の暴走などの欠陥車問題や、企業が社員に無断で保険加入させて死亡保険金を独占する悪習「団体定期保険」問題などを手がけた。

2004年4月から地方記者勤務（高崎支局、平塚支局、大牟田支局、日田支局）。

［主な共著］昭和天皇崩御の前後の世相を描いた『ルポ・自粛、東京の150日』（朝日新聞社）、原発事故から5年目の現地ルポ『チェルノブイリ・汚染大地』（同）、

著書に『告発・電磁波公害』『隠された人災――火災死急増とバス事故の真実』（緑風出版）など。

健康《けんこう》をむしばむ電磁波《でんじは》

2024年6月20日　初版第1刷発行　　定価2400円＋税

著　者　松本健造 ©
発行者　高須次郎
発行所　緑風出版
〒113-0033 東京都文京区本郷2-17-5　ツイン壱岐坂
［電話］03-3812-9420　［FAX］03-3812-7262［郵便振替］00100-9-30776
［E-mail］info@ryokufu.com［URL］http：//www.ryokufu.com/
装　幀　斎藤あかね
制　作　R 企 画　　印　刷　中央精版印刷
製　本　中央精版印刷　用　紙　中央精版印刷　E1000

ISBN978-4-8461-2404-5　C0036